MANUEL

DE PHARMACIE DOMESTIQUE

A LA PORTÉE DE TOUT LE MONDE

ET INDISPENSABLE DANS TOUTES LES FAMILLES,

Enseignant la Préparation des Médicaments les plus
simples, les moyens de suivre avec intelligence
les conseils des Médecins et de remédier
aux accidents les plus ordinaires qui
exigent des secours immédiats,

Par FORET, Pharmacien à Rosières (Somme).

Il en est des préceptes comme des graines,
ce sont petites choses qui font beaucoup.

MALESHERBES.

PREMIÈRE ÉDITION.

PRIX : 1 FRANC.

CHEZ L'AUTEUR ET CHEZ TOUS LES LIBRAIRES.

1865.

Les formalités voulues par la loi ayant été remplies, sera réupté contrefait tout exemplaire non revêtu de la signature de l'auteur.

MANUEL

DE PHARMACIE DOMESTIQUE

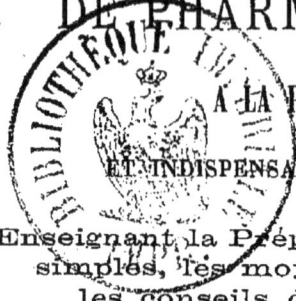

A LA PORTÉE DE TOUT LE MONDE

ET INDISPENSABLE DANS TOUTES LES FAMILLES,

Enseignant la Préparation des Médicaments les plus
simples, les moyens de suivre avec intelligence
les conseils des Médecins et de remédier
aux accidents les plus ordinaires qui
exigent des secours immédiats,

Par FORET, Pharmacien à Rosières (Somme).

Il en est des préceptes comme des graines,
ce sont petites choses qui font beaucoup.

MALESHERBES.

PREMIÈRE ÉDITION.

PRIX : 1 FRANC.

CHEZ L'AUTEUR ET CHEZ TOUS LES LIBRAIRES.

—

1865.

1866

Montdidier. — Typ. Hérot.

PRÉFACE.

On peut diviser en trois parties bien distinctes, en donnant à chacune un sens très-restreint, l'ensemble des connaissances nécessaires pour conserver la santé.

1° L'hygiène, c'est-à-dire l'art de conserver la santé, en évitant les causes capables de l'altérer ;

2° La médecine, qui a pour but la guérison des maladies ;

3° La pharmacie, qui indique la préparation des médicaments.

Depuis quelques années, des manuels d'hygiène et de médecine domestiques résumant des connaissances utiles, indispensables même, mises à la portée de tous, sont très-répandus ; mais comme d'une part il ne suffit pas de savoir conserver la santé, et que de l'autre, on ne peut généralement guérir les maladies non-seulement sans médicaments, mais encore sans savoir les préparer, il manquait donc un manuel de pharmacie domestique.

Pour combler cette lacune, je veux donc initier les mères de famille et tous ceux qui soignent des malades ou qui désirent se rendre utiles à leurs semblables, non pas à la pharmacie proprement dite, qui exige des études et des connaissances théoriques et pratiques spéciales, mais à la pharmacie réduite à sa plus simple expression, c'est-à-dire à la préparation des médicaments les plus vulgaires.

On ne demande jamais ces médicaments dans une officine, et le pharmacien, du reste, en supposant qu'on les lui demande, ne les délivre pas, parce qu'il préfère en indiquer la préparation, le client devant suivre par leur emploi la prescription du médecin.

Mais la prescription du médecin et les conseils du pharmacien sont souvent plus vite oubliés qu'ils n'ont été donnés, et le client, rentré chez lui, n'osant plus consulter à nouveau, n'écoute que sa propre inspiration qui le porte presque toujours, faute de connaissances qu'il n'est point obligé d'avoir, à agir autrement qu'il aurait dû.

C'est pour remédier, autant qu'il est possible, à cet inconvénient, que j'ai cru devoir publier ce manuel qui indique ce que toute ménagère, jalouse de ses actions, et tout homme de bien qui tient à remplir par charité ses devoirs envers la société, peuvent et doivent savoir faire.

Notions préliminaires ; définitions des termes qui sont le plus souvent employés en pharmacie pratique ; généralités concernant les soins ou préparations les plus ordinaires ; préparations des tisanes, des cataplasmes et enfin de tous les médicaments usuels ; conseils que le pharmacien peut donner sans porter atteinte aux droits du médecin et sans se faire tort à lui-même ; moyens de suivre avec intelligence les conseils des médecins et de remédier aux accidents qui exigent des secours immédiats; tel est le catalogue résumé des questions traitées dans ce manuel qui, par sa simplicité et son utilité, sera, je l'espère, accueilli favorablement par toutes les familles.

Je ne puis terminer sans faire acte de justice en avouant franchement que je suis en grande partie redevable de ce que ce livre contient de bon aux savants ouvrages qui sont entre les mains de tous les pharmaciens ; le reste est le fruit de connaissances acquises par une pratique sérieuse et raisonnée.

Je n'ai donc d'autre mérite que celui d'avoir contribué à répandre des connaissances trop dédaignées peut-être, et d'avoir coordonné les idées des autres en en rassemblant, dans un petit cadre, les principes les plus essentiels.

Ce manuel n'a pas besoin de table, les articles y étant disposés par ordre alphabétique, ce qui simplifie beaucoup les recherches; je crois cependant nécessaire de recommander au lecteur de parcourir l'ouvrage pour être familiarisé avec la marche que j'ai suivie.

NOTIONS PRÉLIMINAIRES.

POIDS ET MESURES.

Mesures de Capacité.

Les mesures de capacité anciennes étaient :

La pinte. . . . . qui valait 2 chopines.
La chopine ou setier. . . . . 2 1/2 setiers.
Le demi-setier . . . . 2 poissons.
Le poisson ou pot. . . . . 4 roquilles.

Rapport du litre à la pinte :

La pinte. . . . . équivaut à 0,921 millièmes de litre.
La chopine ou setier. 0,466
Le demi-setier 0,233
Le poisson 0,116
La roquille. 0,029
La bouteille . . . . 0,750 ou 3/4 de litre.
La 1/2 bouteille. 0,375

Les mesures de capacité actuelles ont pour unité fonda-
mentale le litre, qui équivaut à un décimètre cube ou mille
grammes d'eau distillée à 4 degrès au-dessus du zéro du
thermomètre.

Les fractions du litre sont :

Le demi-litre ou moitié du litre.
Le décilitre ou dixième partie du litre.
Le centilitre ou centième partie du litre.

Je ne parle pas des multiples du litre, leur emploi en
pharmacie étant trop restreint.

Poids.

Le point de départ des mesures de pesanteur est le
gramme, qui équivaut à un centimètre cube d'eau distillée
à 4 degrès au-dessus du zéro du thermomètre.

Les fractions du gramme sont :

Le décigramme ou dixième partie du gramme.

Le centigramme qui est la centième partie du gramme et la dixième du décigramme.

Le milligramme ou millième partie du gramme, centième du décigramme et la dixième du centigramme.

Le gramme . . . . équivaut à 20 grains.
Le décigramme. . . . . à 2 grains.
Les cinq centigrammes . . . . équivalent à 1 grain.
Le centigramme . . . . équivaut à 1/5 de grain.
Le milligramme . . . . à 1/50 de grain.

Les multiples du gramme sont :

Le décagramme ou . . . . 10 grammes.
L'hectogramme ou . . . . 100 grammes.
Le kilogramme ou. . . . . 1,000 grammes.
1 kilogramme . . . . équivaut à 2 livres.
1/2 kilogramme . . . . 1 livre.
250 grammes. . . . . équivalent à 8 onces.
125 . . . . à 4 onces.
62 . . . . à 2 onces.
31 . . . . à 1 once.
16 . . . . à 4 gros.
8 . . . . à 2 gros.
4 . . . . à 1 gros.

Evaluation en poids des quantités suivantes :

La cuillerée à café d'eau équivaut à 5 grammes.

La cuillerée ordinaire à 4 cuillerées à café ou à 20 grammes.

Les Sirops, pour un même volume, étant d'un tiers plus lourds que l'eau, le poids des quantités précédemment énoncées doit être augmenté de cette différence.

Le verre ou la verrée équivaut à 8 cuillerées ordinaires ou 160 grammes.

La pincée de feuilles ou de fleurs à une moyenne de 5 grammes.

La poignée de feuilles ou de fleurs à une moyenne de 40 grammes.

La tasse équivaut à 200 grammes ou 1/5 de litre.

Le bol ou 2 tasses à 400 grammes ou 2/5 de litre.

PREMIÈRE PARTIE.

La première partie comprend la définition des termes employés en pharmacie et les généralités concernant les soins ou préparations les plus ordinaires.

BAINS.

Les bains sont des liquides dans lesquels on fait tremper, plus ou moins longtemps, une partie du corps ou le corps entier.

Les bains se présentent naturellement sous les trois divisions suivantes :

1° Bains ordinaires ou de propreté :

2° Bains médicinaux qui peuvent être froids, tièdes ou chauds, sous forme de vapeurs ou de fumigations ;

3° Bains partiels au nombre desquels se trouve le bain de siége, qui se rapproche le plus des bains ordinaires par la quantité d'eau et par le mode d'emploi.

Les bains ordinaires sont composés d'eau, dans laquelle on fait quelquefois dissoudre du savon, du sous-carbonate de soude.

La quantité d'eau nécessaire pour un bain ordinaire est de 300 litres; on la réduit à 200, 100 et même 50 et 25 litres, suivant l'âge, ou pour m'expliquer plus clairement, la quantité d'eau doit toujours être proportionnée au volume du corps.

Les bains de propreté sont ordinairement chauds (40 degrès centigrades). On s'assure de la température des bains à l'aide d'un instrument appelé thermomètre à bains.

C'est un petit thermomètre ordinaire appliqué sur une

planchette, sur laquelle sont marqués les degrès, et qui se tient verticalement dans l'eau à l'aide d'un flotteur en liége.

Le temps le plus ordinaire pour la durée d'un bain entier s'étend depuis une demi-heure jusqu'à une heure et demie, suivant le besoin ; on peut le prolonger lorsqu'il est nécessaire, mais lorsqu'il y a faiblesse ou tendance à se trouver mal, il faut le cesser de suite.

En sortant d'un bain chaud, on doit avoir les plus grandes attentions de ne pas se refroidir et faire en sorte de se coucher, pour rester tranquille dans le lit, l'espace de deux heures au plus et d'une heure au moins ; lorsqu'il ne sera pas possible de se mettre au lit, on se couvrira de vêtements chauds, on boira en même temps du bouillon ou des infusions tièdes pour entretenir et conserver la transpiration plus abondante que de coutume, par suite de l'action du bain.

On ne doit jamais prendre de bain lorsque l'on est en sueur ou que l'estomac est rempli d'aliments.

Les bains médicamenteux diffèrent des bains ordinaires, en ce que l'eau qui en est la base, contient des substances médicamenteuses que l'on y a ajoutées après les avoir préparées par mélange, solution, infusion ou décoction.

Les bains de vapeur peuvent être secs ou humides.

Les bains de vapeur sèche auxquels il serait plus convenable de donner le nom de fumigations, puisqu'on n'emploie pas l'eau ou tout autre liquide, se préparent soit en mettant dans une bassinoire les matières qui doivent produire les vapeurs, et en promenant cette bassinoire dans le lit du malade ; soit en brûlant des feuilles de papier imprégnées de substances médicamenteuses, soit enfin en projetant ces matières sur des plaques de tôle chauffées.

Les bains de vapeur humide se préparent tout simplement en portant le liquide à l'ébullition, et faisant arriver la vapeur à l'aide d'un tuyau dans une baignoire ordinaire, ou l'on fait asseoir le malade.

Lorsque les bains de vapeur sèche ou humide sont chargés de substances dangereuses à respirer, il faut avoir le soin d'isoler la tête du contact de ces substances.

Les bains partiels, suivant la manière dont on les administre, portent différents noms, tels que bains de siége employés pour des douleurs locales qui n'exigent pas que le corps entier soit plongé tout entier dans l'eau, ces bains sont soumis aux mêmes règles que les bains ordinaires; bains d'affusion, aspersion, douche, bains d'ondée, de surprise, etc., et enfin bains de pieds.

Je ne parlerai ici que des bains de pieds, les autres bains étant toujours prescrits par les médecins, soit pour le traitement de l'aliénation mentale, soit pour toute autre affection purement physique.

Les bains de pieds peuvent être divisés comme les bains ordinaires, en bains de propreté et en bains médicamenteux.

Les bains de pieds de propreté se prennent tièdes; mais ceux que l'on prend dans le but d'amener le sang aux pieds, pour en débarrasser les parties supérieures, doivent être pris chauds.

Dans ce dernier cas, si l'on se sert d'eau simple, on commence par de l'eau tiède pour que les pieds s'y placent sans douleur; puis, on ajoute de l'eau bouillante, peu à peu, pour rendre le bain aussi chaud que le malade pourra le supporter.

La durée d'un bain de pieds est ordinairement de un quart d'heure à une demi-heure.

Pour rendre les bains de pieds plus actifs, on peut y ajouter différentes substances, de la farine de moutarde par exemple, ou tout simplement du vinaigre, du sel.

Lorsque l'on veut prendre un bain de pieds à la moutarde, on met dans un vase la moutarde et un peu d'eau tiède; lorsque l'odeur piquante s'est développée, on y plonge les pieds et l'on peut alors seulement ajouter de l'eau chaude en suffisante quantité.

Ainsi, il ne faut jamais se servir d'eau trop chaude ou de vinaigre qui empêcherait le développement de l'huile âcre, seul principe irritant et actif de la moutarde.

Avantages résultant de l'usage des Bains.

(EXTRAIT DU JOURNAL DE CHIMIE MÉDICALE).

La plupart des professions industrielles mettent le corps en transpiration; il se trouve, en outre, au milieu des poussières souvent délétères, des liquides et des graisses qui nécessitent un changement fréquent de linge et l'usage périodique des bains.

Les bains chauds ne sont pas à la portée de tous, aussi, dans les chaleurs, les ouvriers se rabattent sur les bains froids. Nous croyons leur être utile en leur donnant à ce sujet quelques conseils :

Le bain froid est rafraîchissant si l'on n'y reste que peu de temps ; il devient astringent et tonique pour peu qu'on le prolonge au-delà d'une demi-heure ; après une heure de natation il finit par être fatigant et peut devenir nuisible.

Il est indispensable d'attendre, pour se plonger dans l'eau froide, que la digestion soit faite et que tout soit calme dans l'économie du corps; c'est-à-dire, qu'on n'ait ni émotion, ni excitation, ni chaleur de la peau, ni transpiration Les moments de la journée les plus favorables pour le bain froid sont, le matin à jeun, ou le soir avant le diner. Il est bon de se frictionner la peau avant d'entrer dans l'eau et après en être sorti.

Il faut se plonger brusquement dans l'eau à deux ou trois reprises différentes. On évite ainsi le saisissement désagréable et le refoulement du sang dans les gros vaisseaux, qui se produit lorsqu'on entre, peu à peu, dans l'eau froide.

Une fois dans l'eau, il est nécessaire de faire de l'exercice, de se mouvoir ; rien n'est plus simple si l'on sait nager; dans le cas contraire, on doit aller d'un endroit à un autre, battre l'eau des mains et des pieds, et éviter, sur toutes choses, de rester en repos.

Plus l'eau est froide, moins doit être long le temps que l'on y passe.

La durée du bain est, selon la constitution, d'un quart-d'heure à quarante-cinq minutes. Il faut en sortir au premier frisson qu'on éprouve.

On prendra soin de s'essuyer et de se sécher parfaitement le corps en sortant du bain froid, et particulièrement les cheveux et le cuir chevelu.

Une promenade à pied ou à cheval, un exercice modéré, est très-salutaire après le bain froid.

Les parents ne sauraient trop habituer leurs enfants aux bains d'eau froide; c'est un moyen de fortifier la santé et de donner, à la constitution, l'énergie qui permet de braver les vicissitudes de la température atmosphérique. Un grand nombre de parents comprennent, maintenant, que cet exercice ne doit pas être exclusivement réservé aux jeunes garçons, et qu'il peut aussi faire partie de l'éducation des jeunes filles.

Les bains froids de rivière sont particulièrement utiles aux femmes.

CATAPLASMES.

Les cataplasmes sont des médicaments simples ou composés, préparés à chaud ou à froid, d'une consistance de bouillie épaisse, destinés à être appliqués sur quelque partie du corps.

Devant donner plus loin la formule particulière des cataplasmes les plus employés, je me contenterai, pour le moment, de parler de ces préparations en général.

Pour bien préparer les cataplasmes, il faut toujours observer les règles suivantes :

On ne doit jamais se servir de farine échauffée, vieille, qui, loin d'agir comme on voudrait, irriterait les parties malades ; ou bien de ces farines vendues à bas prix, dont on a exprimé l'huile, et que l'on pourrait remplacer avantageusement par du son.

Lorsque le médecin prescrit d'ajouter de la moutarde, des poudres aromatiques, du camphre, des huiles médicinales, du laudanum, c'est, en général, à la surface qu'il faut étendre ces substances.

Cette méthode est préférable à celle qui consiste à les incorporer dans la masse même, car, alors, la matière engagée dans le cataplasme est presque inutile, l'action n'étant exercée que par la partie qui touche la peau.

Quand un cataplasme doit être arrosé d'un liquide quelconque, en assez grande quantité, on doit lui donner une consistance plus ferme qu'à l'ordinaire, afin qu'il ne coule pas sur les parties voisines.

Les cataplasmes peuvent être appliqués chauds, tièdes ou froids ; on les applique chauds quand on veut exciter la suppuration ; plus chauds encore (excepté dans le cas où ils devraient contenir de la moutarde), lorsqu'on veut détourner le principe d'une maladie vers une partie plus ou moins éloignée.

Tièdes, comme calmants, sur les parties peu douloureuses.

Froids, si les parties, sur lesquelles on doit les appliquer, sont enflammées ou trop douloureuses.

Les cataplasmes qui conservent le plus longtemps leur eau, sont considérés comme les meilleurs, parce qu'ils forment, à la surface de la peau, un bain d'humidité continuel qui est l'effet que l'on recherche généralement.

Quand on destine les cataplasmes à ramollir une partie, il est avantageux d'y mêler un corps gras, huile ou graisse fraîche ; moyennant cette précaution, ils se refroidissent moins vite, et, lorsqu'on les enlève, la partie qu'ils couvraient est moins désagréablement affectée par le froid que l'air produit en absorbant l'humidité.

Un cataplasme ne doit jamais avoir plus de deux centimètres d'épaisseur, pour ne point surcharger inutilement la partie sur laquelle on doit l'appliquer et pour éviter une perte de matière, car il n'y a que la partie en contact direct avec la peau qui agit.

Quant au degré de chaleur que doit avoir un cataplasme, il suffit d'éviter l'excès en plus ou en moins; mais il doit être tel (comme cataplasme chaud), qu'on puisse le toucher du revers de la main sans se brüler, de manière qu'en le posant sur la partie, il n'excite aucune sensation désagréable ou douloureuse.

Pour conserver le plus longtemps qu'il est possible la même température, on recouvre les cataplasmes de taffetas gommé, de flanelle ou d'un linge assez épais.

Le renouvellement doit avoir lieu toutes les six heures; si on ne les renouvelle pas assez souvent, ils produisent des éruptions de boutons qui causent beaucoup de démangeaisons.

CAUTÈRES.
MANIÈRE DE LES PANSER.

Lorsqu'un cautère a été établi par un médecin, on place dans la plaie une boulette de charpie qu'on maintient au moyen d'une compresse jusqu'à ce que la suppuration soit établie, c'est-à-dire au bout de quatre ou cinq jours. Au bout de ce temps, on panse le cautère avec un pois pardessus lequel on place un morceau de papier gommé ou de taffetas rafraîchissant, puis une compresse en linge ou en papier, et l'on maintient le tout avec une plaque à cautère ou serre-bras.

Le pansement se fait généralement toutes les vingt-quatre heures en changeant de pois ou de papier rafraîchissant.

Lorsque le cautère est trop douloureux, enflammé, on le panse deux fois par jour; ou si cela ne suffit pas, on le recouvre d'un cataplasme. Lorsqu'il y a démangeaison ou rougeur sur le pourtour, on le lave avec de l'eau blanche.

Lorsque le cautère répand une mauvaise odeur, on se sert de compresses désinfectantes ; on détruit les bourrelets qui se forment assez souvent autour des cautères, en les saupoudrant d'alun calciné.

Quand un cautère ne jette pas assez, on peut se servir de pois suppuratifs, ou bien graisser les pois que l'on emploie ordinairement avec du basilicum ou de la pommade épispastique ; mais il n'en faut jamais graisser la feuille qui le recouvre, parce qu'alors on irriterait la peau autour du cautère, bien plus que le cautère lui-même. Si l'on ne veut avoir qu'un cautère volant, on le panse avec une feuille de papier et du beurre ou tout autre corps gras, sans mettre de pois.

Quand on veut supprimer un cautère, on ne se sert plus de pois ; on panse simplement avec du papier brouillard enduit de cérat, et l'on se purge de temps en temps pour que l'humeur qui sortait par le cautère ne se porte point ailleurs.

COLLUTOIRES.

Les collutoires sont des médicaments qui diffèrent des gargarismes, d'abord par leur consistance qui est ordinairement celle du miel, puis par la manière de les employer ; on les applique avec un pinceau, un petit tampon de linge, une éponge ou la barbe d'une plume pour combatre les affections des gencives et de la bouche.

COLLYRES.

Les collyres sont des médicaments pour les yeux. Ils sont secs, mous, liquides, en vapeur ou gazeux. Les collyres secs sont toujours des poudres très-fines que l'on souffle dans les yeux à l'aide d'un tuyau de plume. Les collyres mous sont des pommades dites anti-ophthalmiques (contre les maladies des yeux) que l'on destine surtout aux maladies des paupières.

Les collyres liquides sont des liquides chargés par infusion, décoction, solution, de matières propres à combattre les affections des yeux.

On les applique en lotions à l'aide d'un linge fin, en ayant soin de frotter le moins possible les yeux, afin de ne pas les irriter ; ou bien encore, on peut baigner les yeux dans un petit vase ovale en porcelaine et nommé œillère.

Pour les collyres liquides très-actifs que le médecin prescrit d'instiller, c'est-à-dire de verser goutte à goutte, on se sert d'un pinceau en plume, d'un plumasseau de charpie ou d'une simple tige de bois que l'on trempe dans le liquide qu'on laisse alors tomber par goutte. Les collyres en vapeur ou gazeux dont on fait le plus communément usage sont l'ammoniaque liquide et le baume de Fioraventi.

Pour employer l'ammoniaque qui produirait sur la peau l'action d'un vésicatoire, on ne peut que déboucher la bouteille contenant le médicament pur et la placer sous les yeux en évitant surtout de prolonger trop longtemps cette opération, qui produirait un larmoiement très-douloureux : quant au baume de Fioraventi, on en verse un peu sur la paume d'une main, on l'étend avec l'autre main et on les approche des yeux de manière à les couvrir sans les toucher.

MANIÈRE DE COMPTER LES GOUTTES.

Les médecins prescrivent souvent des médicaments liquides qui, en raison de leur activité ou de l'effet qu'on veut produire, doivent être employés par goutte.

Le moyen le plus simple, quoiqu'un peu long, consiste à tremper une plume d'oie taillée en biais comme pour écrire, dans la bouteille renfermant le liquide actif, et à la retirer tenant en suspension une goutte du liquide qu'on laisse tomber dans la boisson prescrite ou sur une préparation quelconque qui aura été indiquée. On continue cette opération jusqu'à ce que l'on soit arrivé au nombre de gouttes voulu.

Aux personnes qui trouveraient ce moyen trop long, je

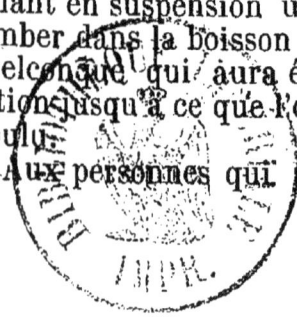

2

leur indiquerai le suivant : on débouche le flacon, on en ferme l'entrée avec l'index, mais on a soin de laisser un petit jour, de manière qu'une seule goutte puisse passer à la fois ; le bouchon du flacon peut remplacer le doigt quand on a un peu d'habitude.

DÉCANTATION.

Opération par laquelle, après avoir laissé déposer une liqueur, on la verse doucement, en inclinant peu à peu le vase, pour séparer la partie claire qui surnage de celle qui s'est précipitée.

DÉCOCTION.

La décoction est une opération qui consiste à faire bouillir dans l'eau, ou tout autre liquide non altérable par la chaleur, des substances médicamenteuses dont on veut retirer les parties actives.

La décoction est nécessaire lorsque les substances que l'on veut traiter ne peuvent céder leurs principes que par l'action prolongée de la chaleur ; mais elle est contre indiquée, lorsque les matières sont naturellement très-altérables ou aromatiques. Le produit de la decoction est un décocté.

DIGESTION.

On appelle digestion, en pharmacie, le séjour d'une substance médicamenteuse dans un liquide propre à en extraire les parties que l'on recherche, à l'aide d'une température plus élevée que celle de l'atmosphère, mais pas assez forte pour porter le liquide à l'ébullition.

Comme dans les ménages on n'emploie que l'eau pour ce genre de préparation, on peut faire cette opération au bain-marie, c'est-à-dire en plongeant le vase renfermant la substance et le liquide dans un autre vase contenant de l'eau que l'on fait bouillir pendant un temps déterminé.

Tous les liquides, après avoir été préparés par décoction, digestion, opérations ci-dessus indiquées ; ou par infusion,

macération, solution, opérations dont je donne plus loin les
détails, doivent toujours être sinon filtrés, du moins passés
à travers un linge ou tissu de laine plus ou moins serré
selon les circonstances, de manière à en séparer toutes les
parties inutiles qui en troubleraient la limpidité.

Les sirops, le sucre, le miel, les produits médicamenteux
peu solubles ou insolubles prescrits par le médecin, soit
pour sucrer les boissons, soit pour en augmenter l'effet, ne
doivent être ajoutés qu'après avoir filtré ou passé le liquide
qui, si l'on agissait autrement, pourrait ou ne pas filtrer
ou abandonner en filtrant les parties que l'on a intérêt à
conserver.

On doit attendre, pour filtrer ou pour passer un liquide,
qu'il soit à moitié refroidi, car la chaleur pourrait ramollir
le filtre en papier qui se déchirerait, ou rendre trop facile
le passage au travers du linge ou tissu de laine, du liquide
qui entraînerait avec lui une partie des matières solides.

DOSE.

On appelle dose d'un médicament la quantité de ce médicament exprimé par le poids ou la mesure qui doit être
administrée au malade. Mais il est important de ne point
perdre de vue l'action différente exercée par un même
médicament selon la manière dont il est administré ; ainsi,
pour ne citer qu'un exemple, tel poids d'émétique dissous
dans un peu d'eau agira comme vomitif, tandis qu'un poids
plus faible dissous dans une plus grande quantité du même
liquide agira comme purgatif

Il faut de plus prendre en considération l'âge, la force ou
la faiblesse, le tempérament et surtout la susceptibilité
particulière qui fait qu'un individu à une manière propre
d'être plus influencé qu'un autre par le même médicament.
Je voulais en venir à prouver d'abord, que l'obligeance de
certaines personnes trop portées à donner des conseils qu'on
ne leur demande même pas, est non-seulement intempestive,

mais même dangereuse, car telle dose d'un médicament qui n'aura pas produit d'effet fâcheux sur tel individu, suffira quelquefois pour rendre malade tel autre individu; en suite, qu'il ne faut pas raisonner comme le font beaucoup de gens qui se figurent que, puisqu'une petite dose de médicament souvent répétée doit amener la guérison, une plus grande quantité administrée de suite guérira plus vite.

Il en est des médicaments, qu'on me pardonne la comparaison, comme des liqueurs après un bon repas, elles facilitent la digestion si l'on est sobre, elles la troublent dans le cas contraire.

Il est donc à souhaiter que l'on perde cette habitude si invétérée de croire tout le monde et de ne s'en rapporter que bien rarement aux connaissances de son médecin.

FOMENTATION.

On donne le nom de fomentation à l'application sur différentes parties du corps d'un liquide froid, tiède ou chaud, chargé d'une assez grande quantité de principes médicamenteux dont on imbibe des tissus de laine ou de fil.

On maintient la chaleur de celles qu'on applique chaudes en les recouvrant de serviettes et mieux de taffetas ciré et gommé.

On donne aussi le nom de fomentation au liquide lui-même.

FRICTION.

Action de frotter une partie quelconque du corps, en exerçant une pression plus ou moins forte.

Les frictions sont sèches ou humides : les premières se font avec les mains, une brosse, du linge ou de la flanelle ; les autres avec des liniments, des huiles, des pommades, etc.

La seule différence réelle qui puisse exister entre la friction et l'onction, c'est que d'abord, la première opération suppose toujours la nécessité d'une certaine force, ce qui n'est pas nécessaire pour l'onction ; puis, l'onction exige toujours l'emploi d'un corps gras, tandis que la friction peut être faite avec tout autre liquide qu'une substance huileuse, et même à l'aide de la main seule, pour exciter les fonctions de la peau, sans qu'il soit nécessaire d'employer aucune préparation.

GARGARISMES.

Les gargarismes sont des médicaments pour la bouche et la gorge.

Ils sont toujours liquides et ordinairement composés d'eau chargée de principes médicamenteux. On s'en lave la bouche et la gorge sans les avaler.

INFUSION.

L'infusion est une opération qui consiste à verser de l'eau ou tout autre liquide bouillant sur une substance dont on veut extraire les principes médicamenteux.

Quelquefois, au lieu de verser le liquide sur la substance, on fait l'infusion en jetant cette substance dans l'eau bouillante, et ayant soin de retirer aussitôt le vase du feu et de le bien couvrir. On prolonge le contact plus ou moins longtemps, souvent jusqu'à parfait refroidissement.

Généralement, lorsqu'on fait une tisane par infusion, on ne laisse pas la substance assez longtemps en contact avec le liquide, parce qu'on a besoin de boire de suite. Je comprends que l'on trouve trop long le temps indiqué par le médecin ou le pharmacien ; mais, comme il est nécessaire que la tisane soit aussi active que possible, le moyen de gagner du temps et d'obtenir un médicament bien préparé consiste, après avoir commencé à préparer l'infusion comme je l'ai indiqué précédemment, à placer le vase contenant le liquide et la substance médicamenteuse dans un autre vase contenant de l'eau que l'on fait bouillir pendant un quart d'heure. En opérant ainsi, quoique ne faisant point l'infusion régulièrement, la tisane n'en est pas moins active, parce que, si d'un côté le contact du liquide avec la substance est moins long, de l'autre côté la température est toujours la même, ce qui n'arrive pas pour l'infusion, le liquide, en se refroidissant, perdant à chaque instant de sa force dissolvante. L'infusion est ordinairement appliquée aux feuilles et aux fleurs qui, par leur texture délicate, sont facilement pénétrées par le liquide. On en fait particulièrement usage pour les substances aromatiques qui renferment des matières volatiles qu'une chaleur trop longtemps continuée altérerait et dissiperait.

Le produit de l'infusion est un infusé.

LAVEMENT.

On appelle lavement tout liquide pur ou médicamenteux, destiné à être introduit, par l'anus, dans le gros intestin.

Les lavements sont simples, médicamenteux ou alimentaires. On les prépare par simple mélange, solution, infusion ou décoction. Les lavements se donnent depuis 125 jusqu'à 250 grammes, chez les enfants ; depuis 250 jusqu'à 500 grammes, chez les adultes.

Avant d'administrer un lavement, afin de ne pas introduire d'air dans l'intestin, il faut faire arriver le liquide jusqu'à l'extrémité de la canule. Le lavement reçu et séjournant dans l'intestin, le malade doit rester pendant quelque temps tranquille, ou se coucher pour en attendre l'effet ; mais, lorsqu'il sera nécessaire d'administrer un lavement médicamenteux, il faudra le faire précéder d'un autre, préparé avec de l'eau seulement. Comme l'évacuation de ce lavement ne tarde pas à se produire, elle facilite beaucoup l'action de celui qui va suivre. Le degré de chaleur qui est ordinairement celui de l'intérieur du corps (35 degrés centigrades), doit être tel, qu'il ne puisse procurer une sensation désagréable.

LINIMENT.

On donne le nom de liniment à un liquide onctueux,

doux au toucher, de consistance moyenne entre l'huile et la graisse, destiné à être employé en frictions, soit à l'aide de la main nue, soit avec un morceau de flanelle.

LOTION.

Action de laver une partie quelconque du corps, en promenant sur la surface un linge trempé dans un liquide, tel que l'eau simple, froide ou chaude, une infusion, une décoction ou tout autre liquide, plus ou moins composé, selon l'effet que l'on veut produire.

On appelle aussi lotion le liquide dont on se sert pour laver une partie.

MACÉRATION.

La macération, que l'on confond très-souvent avec l'infusion, est une opération qui consiste à faire tremper une substance, plus ou moins longtemps, dans un liquide froid (c'est-à-dire à la température ordinaire), pour en séparer les parties solubles et actives que l'on recherche.

La macération est employée pour les substances qui cèdent facilement leurs principes solubles à l'eau froide ou à tout autre liquide, qu'une chaleur même modérée pourrait altérer.

Le produit de la macération est un macéré.

ONCTION.

On appelle onction l'action d'enduire une partie du corps d'une substance grasse, sans qu'il soit nécessaire d'exercer une pression.

SANGSUES.

On reconnaît la bonne qualité d'une sangsue à la vivacité de ses mouvements et au caractère suivant, qui trompe rarement les personnes qui ont l'habitude de les manier. On pose une sangsue sur la paume de la main, à laquelle on donne un léger mouvement de va et vient, qui la force à se pelotonner et à prendre la forme d'une olive.

Les meilleures sangsues ne sont pas les plus grosses, comme on le croît généralement, mais celles d'une grosseur moyenne. Le rapport de la quantité de sang que tirent les premières, comparé à la quantité que tirent les dernières, est comme 5 est à 6.

Les sangsues de bonne qualité doivent toujours prendre, pourvu que l'on se fasse un devoir de bien remplir les conditions suivantes :

Retirer les sangsues de l'eau, une heure à peu près, avant leur application ; laver avec de l'eau tiède et bien essuyer ensuite la partie où on veut les poser, lors même que cette partie paraîtrait propre, et, à plus forte raison, lorsqu'on a fait précéder leur application de l'emploi de pommades ou liniments médicamenteux.

Si la partie qui doit recevoir les sangsues est couverte de poils, il est nécessaire de les raser.

Il faut que les mains des personnes qui les appliquent soient très-propres, exemptes d'odeur, et que les sangsues soient très-peu maniées.

Si la peau est trop dure, on peut mettre un cataplasme pendant quelque temps, en ayant toujours le soin de bien essuyer la place, comme je l'ai dit à propos de l'emploi des pommades ou liniments.

Généralement, on ne doit rien mettre sur la peau pour faire prendre les sangsues; le lait, l'eau sucrée ou toute autre substance douce qu'on emploie souvent, sont plus nuisibles qu'utiles.

Il n'y a que deux bons moyens de les exciter à mordre : c'est après les avoir essuyées avec un linge fin, de les placer dans un verre que l'on a préalablement rincé avec du vin et laissé égoutter ; de frotter, avec un morceau de viande fraîche, la partie sur laquelle on veut les appliquer.

On peut les appliquer en les mettant sur un linge mouillé avec un peu de vin, et approcher pour les faire prendre ; en prenant la moitié d'une pomme et creusant un trou suffisant pour y placer les sangsues ; en les prenant une à une et les forçant à piquer en leur plaçant la tête, qui est le plus petit bout, sur la peau, et tirant par l'autre extrémité.

Mais il est une manière de les poser, préférable à toutes les autres ; c'est de les placer dans un verre à liqueur que l'on a d'abord rincé avec du vin et laissé égoutter, comme je l'ai dit plus haut, et de le renverser sur la peau ; on retire le verre lorsque toutes les sangsues ont commencé à mordre.

On peut encore chauffer fortement la place où on veut les appliquer, avec de l'eau chaude, et essuyer avec des serviettes que l'on aura eu soin de faire sécher au feu, pour que, par le contact, elles ne refroidissent point la peau ; puis on renverse, sur la partie ainsi chauffée, un verre rempli d'eau froide, contenant les sangsues que l'on veut appliquer.

Enfin, s'il s'agissait de poser des sangsues sur un endroit bien déterminé, ou si la position des parties ne permettait pas l'emploi des moyens précédents, on prendrait une carte que l'on roulerait en tube, on mettrait la sangsue dedans et l'on appliquerait ce tube improvisé sur la peau, du côté de la tête, le plus petit bout de la sangsue, en bouchant l'autre extrémité du tube avec le doigt.

Pour arrêter le sang, on peut, après avoir essuyé les piqûres, avoir recours à la compression, se servir de toiles d'araignée, d'amadou, de colophane, dont on saupoudre les parties qui ont été piquées ; si ces moyens ne suffisaient pas, il faudrait se servir de chlorure de fer liquide étendu d'eau, ou mieux appeler un médecin.

Lorsqu'on trouve que les sangsues ont assez tiré, il ne faut jamais les arracher, car on s'exposerait à occasionner une inflammation très-douloureuse ; il vaut mieux mettre dessus un peu de sel ou de tabac à priser ; si, au contraire, on veut continuer à faire couler le sang et que les sangsues soient hors de service, on recouvre les piqûres d'un cataplasme ordinaire, ou l'on se met dans un bain.

SÉTONS.

Lorsqu'un médecin a établi un séton, il recouvre la plaie avec de la charpie, maintenue à l'aide de bandes.

On ne lève cet appareil que lorsque la suppuration est établie, c'est-à-dire le troisième ou le quatrième jour; cependant, si le lendemain l'inflammation était trop vive, il faudrait enlever l'appareil et appliquer un cataplasme sans déranger la mèche.

Le pansement que l'on renouvelle tous les jours, se fait en recouvrant de beurre, de cérat, si l'on ne veut pas entretenir longtemps la suppuration; de basilicum, de pommade épispastique dans le cas contraire, la partie de la bandelette qui est en dehors de la plaie. On tire cette bandelette toujours du même côté, de manière à faire entrer dans la plaie la partie qui vient d'être enduite de beurre, de cérat ou d'onguent basilicum, de pommade épispastique, et enfin on coupe celle qui y a séjourné.

Lorsqu'on est arrivé à l'extrémité de la bandelette et qu'il est nécessaire de la renouveler, on en ajoute une au moyen d'un point d'aiguille, afin qu'il n'y ait pas d'interruption.

Lorsqu'on veut supprimer un séton, on coupe la mèche très-près de l'une des ouvertures, on la retire et on panse avec de la charpie sèche ou enduite de cérat.

SINAPISMES.

Les sinapismes sont des cataplasmes dont la farine de moutarde est la base, auxquels on ajoute quelquefois, pour en augmenter l'énergie, des substances irritantes.

Contrairement à ce que l'on fait presque toujours, il ne faut jamais employer, dans la préparation des sinapismes, ni vinaigre, ni eau bouillante, car il a été reconnu que les acides et l'eau bouillante empêchaient le développement de l'huile essentielle, seule partie active de la farine de moutarde.

Le sinapisme ordinaire se prépare de la manière suivante:

On délaie de la farine de moutarde très-fraîche, car souvent la vie des malades en dépend, dans de l'eau tiède, de manière à obtenir une pâte molle; on étend sur un linge une couche de cette pâte et on l'applique sur la partie du corps indiquée. On laisse le sinapisme en place, jusqu'à ce que la peau soit devenue très-rouge.

On peut obtenir un sinapisme plus doux en saupoudrant, de farine de moutarde, un cataplasme préparé avec de la farine de graine de lin.

On applique le plus souvent les sinapismes aux pieds, en les couvrant de compresses maintenues par quelques tours de bandes; mais il faut éviter la plante (dessous du pied), car leur action est tellement énergique qu'elle les dépouille complètement, et que les malades sont longtemps sans pouvoir marcher; c'est pour cela qu'on préfère les appliquer sur les coude-pieds et les environs des chevilles.

Si un sinapisme doit être renouvelé le même jour, on place le second à côté du lieu où le premier a déjà rougi la peau.

SOLUTION.

La solution est une opération qui consiste à dissoudre, c'est-à-dire à faire fondre une substance soluble, dans un liquide froid ou chaud.

La solution peut s'opérer à chaud ou à froid; mais il faut consulter, dans le choix de la température, la nature du liquide et celle de la substance. Si la chaleur altérant le liquide n'altère point la substance, il faut faire la solution à froid; si la chaleur n'altérant point le liquide altère la substance, il faut encore faire la solution à froid.

Ainsi donc, on ne peut faire une solution à chaud qu'autant que la substance et le liquide ne sont pas susceptibles de changer de nature.

Le produit de la solution est un soluté.

TISANES.

On appelle tisanes des boissons composées d'eau chargée de principes médicamenteux en petite quantité, pour ne pas être rebutantes, car elles servent de boissons habituelles aux malades.

On les rend plus agréables, soit avec du sucre, du miel, de la réglisse, soit enfin avec un sirop quelconque, en quantité voulue ou déterminée par le médecin.

Les proportions que l'on emploie le plus ordinairement pour un litre de tisane, sont les suivantes :

Sucre, 30 grammes.

Miel, 60 grammes.

Réglisse, 12 grammes.

Sirop, 60 à 100 grammes.

Les tisanes se prennent en petite quantité à la fois, et à des intervalles assez rapprochées, ordinairement tièdes.

Les tisanes peuvent se préparer selon la nature des substances et suivant l'effet que l'on veut produire, par solution, macération, digestion, infusion et décoction.

Quelquefois on doit employer, pour la préparation d'une tisane, plusieurs substances que leur nature propre ne permet pas de traiter de la même manière ; dans ce cas, on fait bouillir les substances qui n'abandonnent leurs principes actifs qu'à la décoction, et l'on verse ce décocté bouillant sur les substances qui ne doivent être qu'infusées.

Il serait plus rationnel, à mon avis, d'employer, quand on le peut, une partie de l'eau qui doit servir à la décoction, pour faire l'infusion séparément : car, le liquide déjà chargé de principes actifs par la décoction, ne peut plus pénétrer convenablement les substances que l'on veut faire infuser. Toutes les substances qui doivent servir à faire une tisane exigent toujours un état de division extrême (à l'exception des fleurs), afin d'offrir plus de surface à l'action du liquide.

L'eau de pluie ou de citerne, exempte d'odeur et d'impuretés, est préférable à celle des puits, qui, en raison de la plus ou moins grande quantité de chaux, à l'état de combinaison qu'elle contient, durcit les substances, les pénètre mal et donne souvent une saveur désagréable.

Les tisanes, sauf quelques exceptions, doivent toujours être passées à travers des linges serrés, mais il ne faut pas trop exprimer, car les substances en suspension pourraient troubler le liquide qui doit, en général, être d'une limpidité parfaite.

Lorsque dans une tisane on doit faire entrer des sels, des acides, des sirops, il est convenable de ne faire cette addition qu'après que le liquide a été passé.

Je ne donne ici que les notions générales; à l'article tisanes j'entrerai dans tous les détails que comporte la préparation particulière de chacune d'elles.

TOPIQUE.

Le mot topique est un nom générique qui convient à tout médicament liquide ou solide appliqué à l'extérieur. Ainsi, la seule différence qui existe entre le topique et la fomentation, c'est que celle-ci doit toujours être liquide; actuellement on donne ce nom à des médicaments que l'on emploie pour la guérison des cors.

VÉSICATOIRES.

Le mot vésicatoire a deux significations bien distinctes: on l'applique, ou à l'emplâtre qui doit produire la suppuration, ou à la plaie qui résulte de l'action de l'emplâtre.

Aussi, quand on demande un vésicatoire volant, il ne faut pas croire que le vésicatoire soit moins actif que celui qu'on emploierait pour obtenir un vésicatoire (plaie) permanent; la seule différence consiste en ce que, dans le premier cas, on n'entretient point la suppuration, tandis que dans le second, on l'active à l'aide de pommades ou de papiers épispastiques plus ou moins forts.

Lorsqu'on pose un vésicatoire, on met l'emplâtre sur la

place indiquée, après avoir bien lavé la peau avec de l'eau-
de-vie ou du vinaigre, et on le recouvre de compresses
maintenues en place par quelques tours de bande.

Dans le cas où l'on ne vent avoir qu'un vésicatoire (plaie)
volant, on enlève l'appareil au bout de 8 à 12 heures, on
perce l'ampoule, vers sa partie inférieure, pour donner issue
à l'humeur, sans enlever la peau, et l'on panse avec du
beurre ou du cérat, étendu sur un linge fin ou du papier
brouillard. Il suffit de renouveler ce pansement soir et
matin, jusqu'à la guérison qui a lieu au bout de peu
de jours.

Si, au contraire, on veut un vésicatoire permanent, on
n'enlève l'appareil qu'au bout de 15, 18, et même 24 heures,
et on coupe toute la portion soulevée de la peau avec des
ciseaux. Le premier et le second jour, le pansement se fait
avec du beurre frais ou le cérat étendu sur du papier, une
feuille de lierre ou de poirée. Les jours suivants, le pansement se fait avec de la pommade à vésicatoire étendue
sur du linge, du papier brouillard, ou avec du papier épispastique que l'on coupe en morceaux de grandeur nécessaire; on applique pardessus le vésicatoire une compresse
en linge, ou mieux en papier, que l'on maintient en place
à l'aide d'un serre-bras. Le pansement se fait toutes les
24 heures.

Lorsqu'il est nécessaire de nettoyer le bord de la plaie,
il faut toujours se servir d'un linge imbibé d'huile, que l'on
promène autour, sans frottement, pour ne point l'irriter.

Si la plaie s'enflamme et suppure difficilement, ou pour
me servir de l'expression consacrée, si le vésicatoire ne tire
pas, on recouvre le pansement d'un cataplasme; le lendemain il n'y a plus d'inflammation et l'on peut enlever la
membrane qui empêchait la suppuration.

Dans le cas où l'humeur, qui sort du vésicatoire, rongerait
la peau environnante et aurait de la tendance à agrandir
la plaie, on graisse le tour avec du cérat.

Lorsque le vésicatoire répand une mauvaise odeur, on se sert de compresses désinfectantes.

On détruit les bourrelets qui se forment assez souvent autour des vésicatoires, en les saupoudrant d'alun calciné.

Pour supprimer un vésicatoire, on se sert de pommade ou de papier de moins en fort.

Lorsqu'il s'agit de la suppression des cautères, sétons et vésicatoires, il faut se purger de temps en temps, pour que l'humeur qui sortait par des voies artificiellement ouvertes, ne se porte point ailleurs.

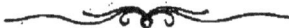

SECONDE PARTIE.

Dans cette seconde partie, j'indique autant qu'il est de mon devoir de pouvoir le dire, la manière de préparer et d'employer quelques médicaments destinés à l'usage externe; de préparer et de prendre d'autres médicaments destinés à l'usage interne que l'on n'emploie pas comme tisanes, et enfin la manière d'administrer les médicaments naturels ou chimiques qui, en raison de leur mauvais goût ou des modifications qu'ils pourraient subir, doivent être pris d'une manière déterminée de préférence à tout autre.

Absinthe maritime, sanguenitte : 15 grammes pour 125 gr. de lait ou d'eau, pour infuser une heure et passer.

Aloès : On le prend entre deux tranches du pain trempé dans du bouillon.

Aunée : Décoction pour l'extérieur, 30 gr. pour un litre d'eau, à moins d'indications contraires, les proportions de plantes indiquées sont toujours pour un litre d'eau.

Bistorte, couleuvrine, serpentaire rouge : Décoction pour l'extérieur, 20 gr.

Calomel (produit chimique) : Se prend dans du miel de préférence aux confitures de groseilles.

Chêne : La poudre de l'écorce ou fleur de tan est employée en décoction pour l'extérieur, 50 gr.

Consoude, grande consoude : Décoction pour lotion ou lavement, 20 gr.

Créosote : S'emploie pure ou avec addition d'autres substances ; on l'applique sur les dents à l'aide d'un peu d'amadou, mais il faut éviter d'en mettre sur les gencives ou la langue.

Garou, bois de garou, sain-bois : Est encore employé dans quelques endroits pour remplacer les vésicatoires (emplâtres) ou pour activer la suppuration d'un vésicatoire (plaie). On en prend un morceau de longueur jugée nécessaire, que l'on met tremper pendant une heure ou deux dans du vinaigre, et on l'applique sur la peau par la face intérieure (côté velu) en le recouvrant d'une bande. Il faut ordinairement renouveler cette application une ou deux fois dans les 24 heures, inconvénient que n'offre point l'emploi des vésicatoires (emplâtres) ordinaires. Si on se sert de garou pour remplacer la pommade, il n'est pas nécessaire de le mettre tremper dans du vinaigre.

Eau albumineuse : Battre 2 à 4 blancs d'œufs dans un litre d'eau, passer et tirer à clair.

Eau ferrée : Verser un litre d'eau bouillante sur une poignée de clous rouillés, tirer à clair au bout de 24 heures ; mais il ne faut jamais passer cette boisson à travers un tissu, quel qu'il soit.

Eau panée : Faire bouillir, pendant une heure, 60 gr. de pain ou mieux de croûte de pain grillée dans suffisante quantité d'eau pour obtenir un litre de boisson, passer à travers un linge clair, en exprimant légèrement.

Ether : Les bouteilles ou flacons contenant ce médicament doivent être exactement bouchés et conservés dans un endroit non exposé à la chaleur.

La vapeur de l'éther étant très-inflammable et plus lourde que l'air, il faut avoir soin, lorsqu'on emploie ce médicament le soir, de tenir le flacon plutôt au-dessous de la lumière que par-dessus ; car, dans ce dernier cas, la vapeur qui se dégage continuellement du flacon débouché s'enflammerait et il pourrait en résulter de graves accidents.

Les boissons auxquelles on ajoute de l'éther par gouttes ne doivent jamais être trop chaudes, car la chaleur rendant l'évaporation plus rapide, on aurait employé le médicament en pure perte.

Fougère (mâle): Faire infuser 3 heures ou bouillir une demi-heure, passer et tirer à clair, 20 gr.

Huile de croton : Cette huile, que l'on emploie assez souvent à l'extérieur, ne doit pas être mise en contact avec l'épiderme de la main qui sert à l'étendre, car elle est très-irritante ; il vaut mieux se servir de flanelle ou d'un petit pinceau.

Huile de foie de morue: Cette huile, en raison de son mauvais goût et des renvois qu'elle occasionne, ne peut être administrée qu'avec beaucoup de peine. Pour obvier à cet inconvénient, on s'est ingénié à trouver des moyens qui en rendent l'emploi plus facile ; quoique ces moyens ne masquent qu'incomplètement le mauvais goût de cette huile, je crois cependant devoir les citer ; les personnes qui voudraient y avoir recours, accorderont la préférence au procédé qui leur conviendra le mieux.

1° On peut prendre l'huile de foie de morue simultanément avec de l'eau ferrée qui, d'abord, empêche l'huile de s'attacher au palais et ensuite lui communique, dit-on, une odeur et une saveur d'huître ou de poisson frais ;

2° Laisser fondre dans la bouche avant et après son administration, quelques pastilles de menthe;

3° Mâcher une écorce d'orange ou mélanger l'huile avec du sirop de cette écorce ;

4° Se servir d'huile à laquelle on a fait ajouter quelques gouttes d'essence d'amandes amères.

Huile de ricin: Le moyen le plus simple consiste à

la faire prendre dans du bouillon à l'oseille bien chaud ; lorsque la répugnance que cause quelquefois ce médicament est insurmontable, on l'administre en lavement, mais alors il faut doubler la dose.

Iodure de potassium : La saveur de l'iodure de potassium étant difficile à déguiser, les malades soumis à ce traitement refusent souvent, au bout de quelques jours, de prendre le sel en solution dans l'eau distillée, ainsi qu'on a l'habitude de le donner. Par le moyen suivant on ne perçoit aucune saveur désagréable : on ajoute à la solution d'iodure de potassium, que l'on prend ordinairement par cuillerée, le même volume de rhum, et on verse ce mélange dans une tasse de tisane sucrée prescrite par le médecin, ou préférablement dans une tasse de thé.

Magnésie calcinée ou Magnésie calcinée anglaise: Cette poudre, qui est journellement employée pour se purger, ne doit pas être confondue avec la magnésie anglaise ou carbonate de magnésie. Les flacons qui la contiennent doivent toujours être parfaitement bouchés, car elle perd sa propriété purgative par le contact de l'air trop prolongé.

Pour l'administrer, on la délaie avec soin dans un peu d'eau sucrée et l'on agite le verre au moment de la prendre.

Manne en larmes et manne en sorte : On fait fondre l'une ou l'autre dans un peu d'eau chaude, on passe avec soin pour séparer les impuretés et on l'administre ainsi préparée sans sucre ou avec addition d'un peu de lait.

Mousse de Corse : Pour une tasse d'eau, en faire infuser pendant une heure de 25 à 50 gr., passer et tirer à clair. L'infusion est de beaucoup préférable à la décoction qui fait perdre à la substance son principe odorant ; mais dans le cas où l'on voudrait avoir recours à cette dernière opération, il faudrait n'employer que 5 à 25 gr.

Noyer (feuilles) : Décoction pour l'extérieur, 50 gr.

Pavot (tête ou capsule) : Décoction pour l'extérieur ; rejeter les graines, 20 gr.

Quinquina gris : Décoction pour l'extérieur, 50 gr.

Ratanhia : Décoction pour l'extérieur, 50 gr.

Rhubarbe concassée : On la fait infuser jusqu'à refroidissement du liquide, on passe en pressant et on tire à clair. On peut aussi, selon les circonstances, faire digérer ou macérer la rhubarbe, mais il ne faut jamais la faire bouillir, car la décoction trouble trop le liquide et rend le médicament moins actif ; 15 gr. pour 500 gr. d'eau en infusion comme purgatif ; 5 gr. pour 1000 gr. ou un litre par macération comme tonique.

Rhubarbe en poudre : Se prend comme l'aloès entre deux tranches de pain trempées dans du bouillon.

Roses rouges ou de Provins : Décoction pour l'extérieur ; 20 gr., ne pas se servir de vases en fer.

Scammonée : On la prend délayée dans un peu de lait sucré.

Semen-contrà, graine à vers : On en fait une infusion ; 10 gr. pour un litre d'eau, ou la moitié délayée dans un peu d'eau sucrée.

Semen-contrà en poudre : Se prend dans des confitures ou des pruneaux.

Santonine : Principe actif extrait du semen-contrà, peut se prendre comme la poudre, car elle est presque insoluble dans l'eau.

Séné (feuilles ou follicules) : Faire infuser (et non pas bouillir, car la décoction lui fait perdre une partie de ses propriétés) ; une heure et passer, 10 à 20 gr. pour la quantité d'eau voulue. On l'administre en potion ou en lavement, lorsqu'on doit prendre cette infusion en potion, on peut, pour en corriger la saveur amère et pour diminuer sa tendance à donner des coliques, y ajouter du café noir ou une infusion de thé.

Au lieu de préparer le purgatif par infusion, on peut aussi, pour le rendre plus agréable et lorsque le temps le permet, faire macérer le séné pendant douze heures dans l'eau froide. En agissant ainsi, l'eau ne contient que le principe purgatif et la matière colorante ; elle ne se charge ni de l'huile odorante, ni de la matière grasse, ni de la résine irritante.

L'eau de Séné, ainsi préparée, est à peu près insipide ; du reste, son goût disparaît complètement lorsqu'on la mélange avec un volume égal d'infusion de café.

Sulfate de magnésie, Sel d'Epsom ou de Sedlitz : Il ne faut pas prononcer sel de Nice, comme le font beaucoup de personnes, ce qui donnerait lieu à une fausse interprétation de la part du pharmacien qui pourrait croire, faute d'explications, qu'on lui demande du sel de nitre, dont les propriétés sont bien différentes.

Sulfate de quinine : Ce médicament ayant une saveur très amère, ne peut être pris comme les autres poudres ordinaires, c'est-à-dire entre deux tranches de pain trempé dans du bouillon.

Le moyen suivant, que l'on peut appliquer à toutes les poudres d'une saveur désagréable, est le seul convenable pour dissimuler complètement le mauvais goût de ce médicament, lorsqu'on veut le prendre dans son état naturel. On place, sur une cuillère ordinaire, un pain azyme ou pain à chanter que l'on humecte avec un peu d'eau pour le ramollir ; lorsqu'il est convenablement ramolli, on y place le sulfate de quinine que l'on recouvre complètement, en ramenant au centre toutes les parties du pain qui sont en dehors de la cuillère, et on ajoute un peu d'eau, qui, au moment de la déglutition (action d'avaler), entraîne avec elle le bol qui n'a pas le temps de se diviser dans la bouche. Pour les jeunes enfants qui ne pourraient prendre ce médicament comme je l'indique, on peut mettre le sulfate de quinine dans une infusion chaude de café, attendre qu'elle soit en partie refroidie et bien agiter au moment de boire.

Sureau (fleurs) : Pour l'extérieur, faire infuser pendant une heure et passer; 20 à 50 grammes.

Tanaisie : Infusion d'une heure et passer; 5 grammes pour la quantité d'eau voulue.

BAINS.

Bain alcalin : Faire dissoudre 250 grammes de sous-carbonate de soude (vulgairement cristaux de soude), dans la quantité d'eau nécessaire pour un bain.

Bain sulfureux : On peut préparer ce bain avec 60 à 120 gr. de sulfure de potasse sec, ou bien 150 à 300 gr. du même sulfure liquide; mais, comme ces bains attaquent très-vite les baignoires en zinc et répandent une odeur insupportable, on préfère les préparer avec l'eau de Barège artificielle que l'on peut trouver dans toutes les pharmacies. Cette méthode de préparer un bain sulfureux est préférable à la première, non-seulement parce que l'odeur est moins désagréable, mais encore parce que peut-être il est plus actif.

Avant de laisser écouler dehors les bains préparés au sulfure de potasse, on doit, comme cela se fait à Paris, pour ne pas être incommodé par l'odeur, les désinfecter à l'aide d'un peu de sulfate de zinc; 100 grammes suffisent pour un bain.

Lorsque le médecin prescrit d'ajouter à ces bains un peu d'acide sulfurique pour donner lieu à un dégagement de gaz, il faut, lorsqu'on prend des bains entiers, couvrir la baignoire de manière que la tête soit en dehors.

Bain gélatineux : Faire dissoudre un kilogramme ou

mieux 500 gr. de colle de Flandre dans 10 litres d'eau chaude et mélanger à l'eau du bain.

Bain gélatino-sulfureux : Ajouter 150 grammes de sulfure de potasse liquide au bain précédent.

Bain de savon : Faire dissoudre 1 kilogramme de savon dans 5 à 6 litres d'eau chaude et mélanger la solution à l'eau du bain.

Bain de sel : Faire dissoudre 1 kilogramme de sel dans la quantité d'eau nécessaire.

Bain de son : Faire bouillir, pendant un quart d'heure, 2 kilogrammes de son dans 6 litres d'eau, passer et ajouter à l'eau du bain.

BAINS DE PIEDS OU PÉDILUVES.

Bain de pieds sinapisé ou à la moutarde : Farine de moutarde 125 grammes pour la quantité d'eau nécessaire. On met dans un vase la farine de moutarde et un peu d'eau tiède ; lorsque l'odeur piquante s'est développée, on y plonge les pieds et l'on peut alors seulement ajouter de l'eau chaude en quantité suffisante.

Il ne faut jamais se servir, en commençant, d'eau trop chaude ou de vinaigre qui empêcherait le développement de l'huile âcre, seul principe irritant et actif de la moutarde.

Bain de pieds avec le sel : Faire dissoudre 125 gr. de sel gris dans la quantité d'eau chaude nécessaire.

CATAPLASMES.

Cataplasme de farine de lin : On prend de la farine de lin et de l'eau froide, en quantité suffisante, pour faire une pâte claire que l'on fait chauffer en remuant continuellement à l'aide d'une cuillère en bois, jusqu'à ce que le cataplasme ait une consistance telle qu'il ne puisse couler et soit cependant assez liquide pour conserver longtemps son humidité. Une partie de farine de lin doit donner trois parties de cataplasme.

Cataplasme de farine de lin à la moutarde : Il suffit de saupoudrer le cataplasme précédent avec de la farine de moutarde, en quantité suffisante, pour former l'épaisseur d'une pièce de 5 francs.

Cataplasme de fécule de pommes de terre : Fécule 60 grammes, eau un demi-litre ; on met l'eau sur le feu, lorsqu'elle est bouillante on y jette brusquement la fécule délayée dans un peu d'eau froide ; on fait jeter quelques bouillons et l'on retire du feu.

Cataplasme de mie de pain : On prend de la mie de pain émiettée que l'on délaie, dans de l'eau froide, pour obtenir une pâte claire que l'on fait cuire en consistance de cataplasme, en remuant continuellement pour empêcher la matière de brûler. On remplace quelquefois l'eau simple par le lait ou une décoction de racines de guimauve.

Lorsqu'on se sert de lait, il arrive presque toujours que ce liquide tourne, il ne faut pas s'en inquiéter, car cet effet n'ôte rien aux propriétés du cataplasme.

Cataplasme de moutarde ou sinapisme : On prend de la farine de moutarde et de l'eau tiède, en quantité suffisante, pour obtenir une pâte molle ; mais il ne faut jamais se servir d'eau chaude ou ajouter du vinaigre, comme je l'ai dit plus haut à l'article bain de pieds.

FOMENTATIONS.

Fomentation de graines de lin : Faire bouillir pendant un quart-d'heure 15 grammes de graines de lin, dans une suffisante quantité d'eau, pour qu'il reste un litre de liquide, passer.

Fomentation de guimauve : Faire bouillir 30 gr. de racines de guimauve, pendant une demi-heure, dans une suffisante quantité d'eau, pour qu'il reste un litre de liquide.

Fomentation de moutarde : Délayer 125 grammes de farine de moutarde dans 500 grammes d'eau tiède.

Fomentation de pavot : Faire infuser, pendant une heure, dans un litre d'eau bouillante, 15 ou 30 grammes de têtes de pavots, coupées en morceaux, et dont on aura rejeté les semences, passer.

Fomentation de vinaigre : Mêler 250 grammes de vinaigre blanc avec un litre d'eau froide.

Fomentation vineuse : Faire dissoudre à froid 125 gr. de miel dans un litre de bon vin rouge.

LAVEMENTS.

Lavement adoucissant ou au jaune d'œuf : Faire bouillir, pendant quelques minutes, 60 grammes de son dans 500 grammes d'eau, passer, et lorsque cette décoction sera moins chaude y délayer trois jaunes d'œufs.

Lavement d'amidon : On peut, pour aller plus vite, délayer 30 grammes d'amidon dans 500 grammes d'eau chaude, sans faire bouillir, ou bien pour la même quantité d'eau, n'employer que 15 grammes d'amidon que l'on délaie dans 200 grammes d'eau froide, faire bouillir le reste de l'eau et la verser bouillante sur le mélange froid d'eau et d'amidon.

Lavement émollient : Faire bouillir 30 grammes de feuilles de mauve ou de guimauve, dans suffisante quantité d'eau, pour obtenir un demi-litre de décocté.

Lavement gélatineux : Faire dissoudre 15 grammes de gélatine dans un demi-litre d'eau chaude.

Lavement de graines de lin : Mêmes proportions de graines que pour la fomentation, pour un demi-litre d'eau seulement.

Lavement huileux : Mêler 60 grammes d'huile blanche avec le lavement émollient dont la formule est plus haut.

Lavement de miel : Faire fondre 100 grammes de miel commun dans 400 grammes d'eau tiède.

Lavement nourrissant : Faire dissoudre à chaud 30 grammes de gélatine dans 125 grammes de lait.

Lavement de pavot : Faire infuser, pendant deux heures, dans un demi-litre d'eau bouillante, 20 grammes de tê tesde pavots, divisées en morceaux, et dont on aura rejeté les semences, passer.

Lavement de pavot et d'amidon : Il suffit de délayer 15 grammes d'amidon dans le lavement de pavot précédent.

Lavement de son : Faire bouillir, pendant quelques minutes, 60 grammes de son dans un demi-litre d'eau et passer.

Lavement vermifuge : Faire infuser, pendant une demi-heure, 10 grammes de semen-contrà ou 15 grammes d'absinthe maritime dans 100 grammes d'eau bouillante, passer.

LIMONADES.

Limonade ou citronnade, limonade cuite : Verser un litre d'eau bouillante sur deux citrons coupés par tranche, laisser infuser une heure, passer et ajouter le sucre.

Limonade crue : On se sert d'eau froide au lieu d'eau bouillante, du reste, l'opération est la même.

Limonade à l'orange ou orangeade : Se prépare comme la limonade au citron.

TROISIÈME PARTIE.

La troisième partie comprend la description des différents noms des plantes médicinales, bois, écorces, feuilles, fleurs, fruits, semences et racines que l'on peut employer dans les familles, ainsi que les proportions les plus ordinaires de chacune d'elles par rapport au liquide qui doit leur servir de véhicule; la préparation régulière des tisanes les plus ordinaires, préparations dont j'ai cru devoir faire un chapitre spécial, parce qu'elles sont d'une utilité de chaque jour.

Il ne faudrait pas, cependant, se rendre toujours esclave des proportions que j'indique, car le médecin, selon l'âge de la personne ou pour des considérations de différentes natures, peut les augmenter ou les diminuer à son gré.

Pour ne pas multiplier l'étendüe de ce chapitre par des mots qui n'ajouteraient rien au sens d'une phrase, il est convenu que lorsqu'on verra à la suite du nom d'une plante les chiffres 4, 5, 10, etc., ou tout autre chiffre inférieur ou supérieur, ces abréviations indiqueront qu'il faudra employer 4, 5, 10, etc., parties de la plante pour un litre d'eau à moins d'indications contraires. Le sens du mot litre, doit s'appliquer à la quantité de boisson obtenue après la préparation ; il est donc nécessaire d'augmenter plus ou moins la quantité d'eau, selon que l'on doit faire une décoction ou une infusion.

Lorsqu'il y aura à la suite du nom d'une tisane un renvoi, tel que voir tisane d'absinthe, par exemple, ce renvoi indiquera qu'il faudra se reporter à cette tisane pour la préparation seulement, et non pas pour les proportions.

Les personnes qui ont la bonne habitude de préparer les tisanes en petite quantité, par tasse, critiqueront peut-être la proportion de plante et de liquide que j'ai prise pour base. Je n'ai pas cru devoir adopter le système général, parce que, selon moi, cette manière d'agir (c'est-à-dire d'indiquer une pincée pour une tasse ou une poignée pour un litre), présente l'inconvénient de ne pas donner une préparation toujours identique, le poids d'une pincée de feuilles ou de fleurs que l'on emploie toujours et qui est ordinairement de 5 grammes, pouvant varier beaucoup si la tisane est préparée par différentes personnes. Le système que j'indique n'est pas plus difficile que celui auquel on est habitué, car, lorsqu'on voudra ne préparer qu'une tasse ou 200 gr. de tisane, il suffira de se rappeler qu'un litre ou 1,000 gr. contenant cinq tasses, il ne faudra employer que la cinquième partie de la proportion de plante indiquée pour un litre.

Les tisanes nécessitant l'emploi de vases pour les préparer promptement et les conserver chaudes le plus longtemps possible, je ne crois pas sortir de mon sujet en initiant le lecteur à quelques notions de physique.

Cette science nous apprend, en effet, que tous les corps selon l'état physique de leur surface absorbent plus ou moins facilement la chaleur; et que parmi ces corps, les uns la perdent aussitôt que la source de chaleur n'existe plus, tandis que les autres, dans les mêmes conditions, la conservent plus longtemps.

Aussi, tous les vases ne doivent-ils pas être employés indifféremment; pour ceux dans lesquels on fait chauffer les liquides, il y a avantage à ce que leur surface soit noire et dépolie, car les corps noirs absorbent plus facilement la chaleur que les autres; mais comme ils la perdent en raison directe de la facilité avec laquelle ils l'ont absorbée, on ne peut donc conserver chauds les liquides qui s'y trouvent. Dans ce cas, on a recours aux vases qui se trouvent dans

des conditions inverses, c'est-à-dire qui sont polis et bril-
lants, tels que les cafetières en ferblanc qui ne s'échauffent
pas facilement, il est vrai, parce qu'elles réfléchissent, ou
pour me servir d'une expression que l'on comprendra mieux,
repoussent les rayons de chaleur, mais qui ont du moins
l'avantage de ne pas émettre, c'est-à-dire de ne pas laisser
perdre la chaleur.

Il y a encore une distinction à établir : les vases en métal
s'échauffent plus vite que les vases en terre, parce que les
métaux sont meilleurs conducteurs de la chaleur que les
autres matières ; il me suffira, pour que l'on ne puisse pas
dire qu'il importe peu que l'on opère d'une façon ou d'une
autre, d'indiquer la différence que tout le monde connaît,
du reste, qui existe entre les poêles en fonte que l'on trouve
partout et les poêles en faïence dont on se servait ancien-
nement ; les premiers s'échauffent très-vite parce qu'ils sont
en métal ; les seconds, au contraire, ne s'échauffent que
très-lentement.

PRÉPARATION DES TISANES.

Tisane d'absinthe, grande absinthe : Faire infuser
une heure et passer. 4.

D'ache, persil ou céleri des marais : Faire infuser trois
heures, passer et tirer à clair. 20.

D'aigremoine, herbe d'eupatoire : Faire infuser une
heure et passer. 12.

D'angélique des jardins : Voir tisane d'ache. 20.

D'anis étoilé, badiane : Faire infuser deux heures
et passer. 8.

D'anis vert : Voir tisane d'anis étoilé. 8.

Apéritive, des cinq racines, d'espèces apéritives :
Voir tisane d'ache. 20.

Tisane d'armoise : Voir tisane d'absinthe. 12.

D'arnica, arnique, tabac ou bétoine des Savoyards : Faire infuser, pendant une heure , et passer à travers une toile serrée ou une étoffe de laine, pour que les poils de l'aigrette ne passent pas. 4.

D'asperges : Voir tisane d'ache. 20.

D'aunée : Voir tisane d'ache. 20.

De baies de genièvre : Voir tisane d'anis. 10 à 20.

De bardane, glouteron : Voir tisane d'ache. 20.

De basilic : Faire infuser une heure et passer. 8.

Béchique ou des quatre-fleurs, fleurs pectorales, fleurettes : Faire infuser une heure et passer. 8.

Béchique ou des quatre-fruits : Ouvrir les dattes et les jujubes , rejeter les noyaux et faire bouillir avec les autres fruits pendant une heure, dans une quantité d'eau suffisante, pour obtenir un litre de tisane. 60.

De bistorte, couleuvrine, serpentaire rouge : Faire infuser trois heures et passer. 20.

De bois sudorifiques : Faire bouillir le gaïac pendant une demi-heure, dans une quantité d'eau suffisante, pour obtenir un bon litre, verser ce décocté sur les autres substances et laisser infuser trois heures. 50.

De bouillon blanc, molène : Faire infuser une heure et passer. 8.

De bourgeons de sapin : Voir tisane d'ache. 20.

De bourrache (feuilles ou fleurs) : Voir tisane d'absinthe. 12.

De bugrane ou arrête-bœuf : Faire infuser une heure, passer. 15.

De buis : Faire infuser deux heures et passer. 8.

Tisane de busserole, uva ursi, raisin d'ours : Voir tisane d'armoise. 15.

De cachou : Faire infuser pendant une heure et passer. 8.

De camomille : Voir tisane d'arnica. 4.

De Canne de Provence : Faire bouillir pendant une heure dans suffisante quantité d'eau, pour obtenir un litre de produit, passer et tirer à clair. 20.

De capillaire : Voir tisane d'armoise. 12.

De carragaheen, fucus crispus, mousse perlée : Faire bouillir pendant deux heures dans une quantité d'eau suffisante, pour obtenir un litre de tisane, passer en pressant. 5.

De centaurée, petite centaurée, herbe à la fièvre : Voir tisane de bouillon blanc. 8.

De cerises (queues ou pétioles) : Infusion d'une heure, passer. 15.

De chicorée (feuilles) : Voir tisane d'armoise, 12.

— (racines) : Voir tisane d'ache. 20.

De chiendent : Voir tisane de canne de Provence. 20.

Des cinq racines : Voir tisane apéritive. 20.

De citrons : (Ne pas confondre avec la limonade). Faire bouillir cinq citrons coupés dans deux litres un quart d'eau, jusqu'à réduction de un litre un quart, passer, et ajouter 120 grammes de sucre.

Commune ou de réglisse : Faire infuser deux heures et passer. 8. On peut, si on le préfère, faire digérer ou macérer, mais ne jamais faire bouillir, car, par la décoction, l'eau s'empare du principe âcre de cette racine, et la boisson est moins agréable.

De consoude, grande consoude : Voir tisane de

canne de Provence. 20. Une infusion de trois heures ou une macération de douze heures serait préférable.

Tisane de coquelicot, pavot rouge : Faire infuser pendant une heure et passer. 4.

De coriandre : Infusion d'une heure, passer. 8.

De dattes : Ouvrir les dattes, rejeter les noyaux et les faire bouillir pendant une heure, dans une suffisante quantité d'eau, pour obtenir un litre, passer. 60.

De douce amère, (morelle grimpante) : Infusion de deux heures, passer. 20.

D'écorces d'oranges amères : Voir tisane d'anis. 8. Ou digestion.

D'espèces béchiques (fleurs) : Voir tisane béchique (fleurs). 8.

D'espèces béchiques (fruits) : Voir tisane béchique (fruits). 60.

D'espèces sudorifiques : Voir tisane de bois sudorifiques. 50.

D'espèces diurétiques, apéritives : Voir tisane apéritive. 20.

D'espèces vulnéraires, thé ou vulnéraire suisse : Infusion d'une heure, passer. 10.

De fécule de pommes de terre : Délayer 8 grammes de fécule dans un peu d'eau froide, faire bouillir le reste de l'eau, ajouter la fécule délayée, continuer à faire bouillir pendant un quart d'heure, pour obtenir un litre de tisane, passer.

De fenouil : Faire infuser une heure et passer. Semences 8. Racines 15.

De feuilles d'oranger : Voir tisane d'armoise. 12.

De figues : Faire bouillir pendant une heure, dans une

4

quantité d'eau suffisante, pour obtenir un litre de tisane, passer, 60.

Tisane de fleurs d'oranger : Voir tis. d'armoise. 5.

De fleurs pectorales : Voir tisane béchique (fleurs). 8.

De fruits pectoraux : Voir tisane béchique (fruits). 60.

De gaïac : Faire bouillir pendant une heure, dans une quantité d'eau suffisante, pour obtenir un litre de tisane, passer et tirer à clair. 30 à 60.

De genièvre : Voir tisane d'anis. 10 à 20.

De gentiane : Faire infuser deux heures ou macérer douze heures, passer. 4.

De gomme, eau de gomme : Faire dissoudre à froid ou à chaud, dans un litre d'eau, 20 grammes de gomme lavée, remuer de temps en temps et passer lorsque la solution sera complète.

De graines de lin : Voir tisane d'anis ou macération de douze heures. 8.

De gruau : Faire bouillir 15 gr. de gruau jusqu'à ce qu'il soit bien crevé dans une quantité d'eau suffisante pour obtenir un litre, passer à travers un tissu clair pour ne point retenir un dépôt léger qui doit faire partie de la tisane.

De guimauve (fleurs) : Voir tisane de bouillon blanc. 8.

De guimauve (racines) : Infusion de trois heures ou macération de douze heures. 20.

De houblon : Faire infuser une heure et passer. 8.

D'hysope : Voir tisane d'absinthe. 8.

De jujubes : Voir tisane de dattes. 60.

De lichen : Pour obtenir un liquide moins amer, on verse sur le lichen, huit à dix fois son poids d'eau bouillante, on laisse infuser pendant une demi-heure et on rejette le liquide ; on fait bouillir le lichen ainsi privé de son amertume, pendant deux heures, dans une quantité d'eau suffisante pour obtenir un litre, on passe en pressant, et on tire à clair. 10.

Si l'amertume du lichen ne déplaît pas, on supprime l'infusion.

On fait ordinairement bouillir le lichen comme émollient ; on le laisse infuser ou macérer comme tonique.

Tisane de lin (graines) : Voir tisane d'anis ou macération de 12 heures. 8.

De marrube blanc : Voir tisane d'armoise. 8.

De mauves (fleurs) : Voir tisane de bouillon blanc. 8.

De mélisse : Voir tisane d'armoise. 8.

De menthe poivrée : Voir tisane d'armoise. 8.

De molène (bouillon blanc) : Voir tisane de bouillon blanc. 8.

De noyer (feuilles) : Voir tisane d'armoise. 10.

D'oranger (feuilles) : Voir tisane d'armoise. 12.

D'oranges amères (écorces) : Voir tisane d'anis ou digestion. 8.

D'orge mondée ou perlée : Voir tisane de gruau. 15.

D'ortie (fleurs) : Voir bouillon blanc. 8.

De pariétaire (herbe aux murailles) : Voir armoise. 12.

De patience (parelle) : Voir tisane d'ache. 20.

De pensées sauvages : Voir armoise. 12.

Pectorale ou des quatre fleurs : Voir tisane béchique (fleurs). 8.

Pectorale ou des quatre fruits : Voir tisane béchique (fruits). 60.

De persil (racines) : Voir tisane de fenouil. 15.

De pervenche : Voir armoise. 15.

Tisane de petite centaurée : Voir bouillon blanc. 8.

De petit houx (fragon racines) : Voir tisane de fenouil. 15.

De pied de chat : Voir bouillon blanc. 8.

De polygala : Faire infuser deux heures et passer. 8.

De pommes : On prend 250 gr. de pommes de reinette, on les coupe par quartiers ; on fait bouillir dans deux litres d'eau jusqu'à ce qu'elles soient cuites, et l'on passe.

De pruneaux : Faire bouillir pendant une heure 60 gr. de pruneaux dans suffisante quantité d'eau pour obtenir un litre de tisane, passer.

De quassia : Voir tisane de polygala ou macération de 12 heures. 8.

Des quatre bois sudorifiques : Voir tisane de bois sudorifiques. 50.

De quatre fleurs : Voir tisane béchique (fleurs). 8.

De quatre fruits : Voir tisane béchique (fruits). 60.

De queues de cerises : Voir tisane de cerises. 15

De quinquina : Infusion ou digestion de trois heures ou décoction d'une demi-heure, passer et tirer à clair. 20.

La tisane obtenue par infusion ou digestion est moins désagréable et moins trouble que celle préparée par décoction, mais elle n'est pas aussi active.

On a recours à l'infusion ou à la digestion lorsque l'on veut obtenir une tisane tonique, à la décoction, lorsque l'on veut une boisson fébrifuge.

De ratanhia : Infusion ou digestion de trois heures, passer et tirer à clair. 20.

De réglisse : Voir tisane commune. 8.

De reine des près : Faire infuser une h^re et passer 12.

De roses de Provins : Voir tisane de bouillon blanc. 8.

Il ne faut pas se servir de vases en fer qui rendraient la tisane d'un vert noir et lui donneraient mauvais goût.

Tisane de riz : Voir tisane de gruau 15.

De ronces : Infusion d'une heure et passer. 12.

De safran : Faire infuser une demi-heure, 8 à 10 filaments par tasse ou à peu près 2 grammes par litre.

De salsepareille : Verser sur la racine une quantité d'eau bouillante suffisante pour obtenir, après deux heures de digestion dans un endroit chaud, un litre de tisane, passer et tirer à clair. 50.

De saponaire (feuilles): Voir tisane d'armoise. 12.

De sassafras : Infusion de deux heures, passer. 10.

De sauge : Voir armoise. 8.

De scabieuse : Faire infuser une heure et passer. 12.

De serpentaire : Laisser infuser deux heures, passer et tirer à clair. 40.

De squine : Voir tisane d'ache. 20.

Sudorifique : Voir tisane de bois sudorifiques. 50.

De sureau : Infusion d'une heure, passer et tirer à clair. 4.

De thé : Infusion d'une heure et passer ; ne pas se servir de vases en fer. Comme boisson d'agrément. 10, comme médicament. 5.

De thé suisse : Voir tisane d'espèces vulnéraires. 10.

De tilleul : Voir bouillon blanc. Fleurs seules ou fleurs et bractées. 8.

De tussilage, pas d'âne : Voir bouillon blanc. 8.

D'uva ursi, busserole, raisin d'ours : Voir armoise. 15.

De valériane : Voir tisane de polygala. 8.

De violettes : Voir tisane de bouillon blanc. 8.

De vulnéraire : Voir tisane d'espèces vulnéraires.

QUATRIÈME PARTIE.

ACCIDENTS.

Tous, sans exception, nous sommes exposés à devenir victimes ou témoins d'accidents plus ou moins graves, aussi est-il indispensable que tous nous sachions donner les premiers soins, en attendant l'arrivée du médecin que l'on doit toujours aller chercher, lorsque la gravité du mal nous paraît exiger impérieusement sa présence.

APOPLEXIE.

On place le malade sur un lit dans un endroit frais, de manière qu'il y soit presque assis, et que la tête soit très-élevée, pour qu'il n'y ait pas surabondance de sang dans le cerveau, puisque c'est un épanchement sanguin dans ses membranes qui a causé la maladie.

On desserre ensuite tous les vêtements pour faciliter la circulation du sang et la respiration.

On fait respirer du vinaigre très-fort, de l'ammoniaque ou alcali volatil ; et, si le malade peut avaler, on lui donne à boire de l'eau acidulée avec un peu de vinaigre, en même temps que l'on frictionne les jambes avec de l'eau-de-vie, ou qu'on les entoure de bouteilles d'eau chaude ou de sinapismes. Si l'on n'a pas de farine de moutarde sous la main, on peut, après avoir mis le malade sur un siège, lui faire tremper les pieds dans de l'eau d'une température convenable, avec addition de 500 gr. de sel, ou de un litre de vinaigre. L'opportunité d'une saignée ne peut-être reconnuè que par le médecin, qui seul peut dire, après examen des symptômes, quel est le traitement qui convient le mieux.

ASPHYXIE.

On donne le nom d'asphyxie à la suspension subite de la respiration et par suite de toutes les autres fonctions du corps. Comme l'asphyxie peut être produite par des causes bien diverses qui, cependant, tendent toutes à s'opposer au libre accès de l'air dans les poumons, ou par les gaz qui sont impropres à la respiration, je vais indiquer les secours à donner pour chaque sorte d'asphyxie.

ASPHYXIE PAR LA CHALEUR.

Lorsqu'un individu a été asphyxié par suite d'un séjour plus ou moins prolongé dans un endroit trop chaud, il faut le porter immédiatement dans un lieu frais, mais pas trop froid cependant, pour que le contraste ne nuise pas au but que l'on veut atteindre, et le débarrasser des vêtements qui pourraient gêner la circulation.

Le traitement consiste en aspersions sur la tête d'eau tiède d'abord, puis d'eau de plus en plus froide ; en bains de pieds ordinaires ou rendus excitants à l'aide de sel, de vinaigre ou de farine de moutarde. Si ces moyens ne suffisaient pas, il faudrait avoir recours à la saignée ou à une application de sangsues derrière les oreilles ou à l'anus. Dans ce dernier cas, on ne doit suivre les conseils que je donne, que lorsque le médecin est absent au moment de l'accident. Eau vinaigrée en boisson. Lavement de sel.

ASPHYXIE PAR LA FOUDRE.

En général, quand il tonne, on est moins effrayé de l'éclair que du bruit qui suit ; et pourtant, quand on entend le bruit

du tonnerre, c'est (pour me servir d'une expression ordinairement employée mais impropre) qu'il est déjà tombé, et
qu'il n'y a plus rien à craindre. Ce phénomène tient à ce
que la lumière de l'éclair (seul moment à redouter), se pro-
page beaucoup plus vite que le bruit du tonnerre.

En temps d'orage, il faut éviter, si l'on est chez soi, les
courants d'air, car on cite l'exemple de personnes foudroyées
en ouvrant une fenêtre ; il faut s'éloigner des métaux, des
dorures, des cheminées, la suie qui les tapisse possédant,
comme les métaux, la propriété d'attirer la foudre.

Il faut également se dépouiller des objets métalliques que
l'on a sur soi ; éviter de se placer près d'un mur ou d'une
porte.

Si l'on se trouve hors de chez soi, ne pas se mettre à
l'abri près d'un édifice, d'un bâtiment élevé, ou d'un arbre,
pour ne point s'exposer à l'action attractive de l'électricité
des nuages qui est d'autant plus forte que les points que je
viens d'indiquer en sont plus rapprochés ou sont meilleurs
conducteurs du fluide électrique ; il faut, par-dessus tout,
contrairement à ce qui se fait encore dans certains villages,
se garder de sonner les cloches par les motifs que j'ai exposés
plus haut.

Lorsqu'un individu a été asphyxié par la foudre, il faut
le porter de suite au grand air, le déshabiller, ou si le temps
ne le permet pas, le coucher la tête très-élevée, et lui jeter
de l'eau froide au visage et sur la poitrine ; frictionner les
extrémités et chercher à rétablir la respiration par des compressions alternatives de la poitrine et du bas-ventre.

En même temps que l'on donne les soins précédents, il
faut faire respirer au malade du vinaigre, de l'éther, de
l'alcali volatil. On fait des frictions aux pieds, aux mains et
sur le dos, avec une flanelle imbibée d'eau vinaigrée, d'eau-
de-vie ou d'eau de Cologne, et on essuie rapidement avec des
serviettes chaudes ; enfin on met des sinapismes aux pieds.
Quand on le peut, on fait prendre au malade un peu de bon

vin ou d'une liqueur cordiale quelconque, mais il faut, pour
cela, que la respiration soit en partie rétablie.

ASPHYXIE PAR LE FROID.

De même que dans le cas d'asphyxie par la chaleur, il faut
éviter les transitions trop brusques ; il est donc important,
si l'on veut réussir, de ne rétablir la chaleur que très-lentement. On commence par déshabiller l'asphyxié, on lui
couvre le corps et les membres de linges trempés dans l'eau
froide que l'on rend plus froide encore en y ajoutant de la
neige ou de la glace cassée ; ou bien on met le malade dans
une baignoire contenant de l'eau aussi froide que possible,
dont on élève lentement la température de temps en temps.

Quand on voit le corps perdre sa roideur, après avoir
essuyé le malade avec soin, on le place dans un lit qui ne
doit pas être plus chaud que le corps lui-même et dans une
chambre non chauffée dont on laisse les fenêtres ouvertes.

On lui donne alors à boire un peu de vin ou de bouillon.
Si l'asphyxié, au lieu de revenir progressivement est en-
gourdi, on lui fait boire un peu d'eau vinaigrée et on lui
administre des lavements d'eau salée.

Les soins peuvent paraître inutiles, car souvent il faut
les prolonger très-longtemps ; mais il ne faut pas se décou-
rager, car des asphyxiés peuvent revenir à la vie même
après huit ou dix heures de mort apparente.

Je ne saurais trop recommander les plus grandes précautions, car le passage trop brusque d'une température à
une autre pourrait tuer le malade, qui ne doit se réchauffer
que par une réaction venant de lui-même, et non par des
corps chauds qu'on approche de lui.

Quand le refroidissement n'est que partiel, on localise le
traitement et on donne des boissons sudorifiques.

ASPHYXIE PAR DES GAZ DÉLÉTÈRES

AUTRES QUE LES GAZ DES FOSSES D'AISANCE.

Ces gaz peuvent être produits par du charbon en combustion dans un endroit privé d'air, par la calcination de la chaux, par la fermentation ; il peut aussi exister dans des excavations naturelles ou artificielles, telles que égoûts, citernes ; aussi, doit-on avoir le soin de descendre une chandelle allumée dans ces endroits avant d'y aller ; si elle s'éteint c'est une preuve certaine que l'air est vicié.

Quand une personne a été asphyxiée par les gaz délétères qui se produisent dans les circonstances que je viens d'indiquer, il faut la soustraire de suite à l'asphyxie, l'exposer au grand air, et dans le cas où elle aurait avalé de l'eau, la coucher sur le côté droit et lui mettre deux doigts dans le fond de la bouche ou châtouiller la gorge avec les barbes d'une plume pour l'aider à s'en débarrasser.

Ensuite on la déshabille ou du moins on fait en sorte qu'aucune partie du corps, surtout la poitrine, ne soit comprimée par les vêtements ; on la couche sur le dos, la tête et la poitrine un peu plus élevées que le reste du corps pour faciliter la respiration.

On tâche de ramener la connaissance en jetant, à plusieurs reprises, au visage et sur la poitrine de l'eau pure, froide ou vinaigrée ; on frictionne le corps et surtout la poitrine avec des linges trempés dans de l'eau vinaigrée, dans l'eau-de-vie, l'eau de Cologne, l'eau de Mélisse. On essuie les parties mouillées avec des serviettes chaudes, puis on recommence les frictions avec de la flanelle sèche ou une brosse ; on irrite l'intérieur des narines avec les barbes d'une plume, du vinaigre très-fort, de l'alcali volatil ou simplement avec une allumette soufrée en train de brûler.

On met des sinapismes aux pieds et l'on administre un lavement à l'eau froide, avec un tiers de vinaigre, et, quelques minutes après, un autre à l'eau froide également dans laquelle on aura fait dissoudre deux cuillerées de sel. On peut aussi insuffler de l'air dans les poumons, soit avec la bouche, soit avec un soufflet auquel on adapte une sonde que l'on introduit dans la gorge; mais, dans tous les cas, cette insufflation doit être faite doucement, car, mal pratiquée, elle peut être funeste. On peut aussi avoir recours à la compression alternative de la poitrine et du bas-ventre. Si l'assoupissement continue ou s'il y a de la chaleur, il faut alors surtout aller chercher un médecin qui seul peut reconnaître l'utilité d'une saignée; enfin, lorsque les symptômes alarmants sont dissipés, on couche le malade dans un lit chaud et on lui fait prendre quelques cuillerées de vin chaud ou de toute autre boisson cordiale.

DANGERS QUI RÉSULTENT DES ÉMANATIONS

DES FLEURS.

Si certaines plantes, en tout temps, sont dangereuses par leur odeur même, toutes les plantes, en général, ne le sont pas moins la nuit ou le jour dans un endroit obscur, si l'on ne prend les précautions voulues pour s'opposer à leur effet délétère; pour cela il faut précisément faire le contraire de ce que l'on fait ordinairement.

Ainsi, on a généralement la mauvaise habitude de conserver la nuit, dans les chambres à coucher, une masse de fleurs, et, l'on est tout étonné le lendemain au réveil, d'avoir, pour me servir de l'expression consacrée, la tête lourde.

Mais les accidents que cause cette mauvaise habitude ne sont pas toujours aussi bénins, et dans quelques circonstances, heureusement assez rares, ils peuvent déterminer l'asphyxie complète.

L'explication suivante qui, si elle n'est pas tout-à-fait scientifique (car il existe une nouvelle théorie de la respiration des végétaux), a du moins l'avantage d'être a la portée de tous, pourra, je crois, donner une idée suffisante des dangers auxquels on s'expose.

Pendant le jour, la respiration des végétaux est toute différente de celle de l'homme; c'est-à-dire que les parties vertes des plantes absorbent un gaz qui entre, pour une proportion relativement très-petite, dans la composition de l'air, décomposent ce gaz en s'emparant de la partie qui doit servir à leur entretien et leur accroissement, et rejettent l'autre sans laquelle nous ne pourrions vivre; ce qui prouve non pas que nous respirons un gaz rejeté par les végétaux, mais un gaz semblable à celui qu'ils rejettent, puisque ce gaz entre naturellement pour un cinquième dans la composition de l'air; en d'autres termes, les végétaux nous débarrassent d'un gaz qui, leur étant utile, nous serait nuisible.

Aussi Priestley, auteur de la découverte de ce phénomène, disait-il que les plantes possèdent la faculté de purifier l'air vicié par la combustion et la respiration des animaux.

Mais la nuit ou même pendant le jour, dans un endroit obscur, les phénomènes sont tout autres, c'est-à-dire qu'ils absorbent et rejettent comme nous les mêmes parties; aussi doit-il arriver un moment, surtout dans les appartements petits et bien clos, où l'air n'étant pas renouvelé, il y a excès pour nous de gaz nuisible que les plantes absorbent pendant le jour.

De ce qui précède, on doit conclure qu'il faut non-seulement éviter de conserver des fleurs ou des fruits dans les appartements pendant la nuit, mais qu'il faut encore, tous les matins, renouveler l'air des chambres à coucher.

Dans les cas peu graves, l'exposition au grand air, les frictions aromatiques et vinaigrées sur les tempes, l'administration de l'éther suffisent; mais si l'asphyxie était complète, il faudrait donner les soins indiqués pour l'asphyxie par les gaz délétères.

MOYEN D'ÉVITER L'ASPHYXIE

PAR LE GAZ DES FOSSES D'AISANCE AU MOMENT DE LA VIDANGE.

Au nombre des gaz qui se forment ou se développent dans les fosses d'aisance, il en est un surtout qui est très-délétère ou des plus toxiques, c'est le gaz hydrogène sulfuré (plomb des vidangeurs).

Or, la chimie fournit les moyens de neutraliser instantanément ce gaz par l'emploi du chlore qui forme, par son contact avec l'hydrogène sulfuré, de l'acide chlorhydrique (vulgairement esprit de sel), en mettant le soufre à nu.

La veille du jour où l'on veut opérer la vidange, il faut, après avoir découvert complètement la fosse, pour que l'air extérieur puisse s'y introduire pendant une heure environ, il faut, dis-je, enlever au moyen de seaux toutes les parties liquides qui s'opposeraient au résultat de l'opération que je vais indiquer.

On délaie dans un seau d'eau un kilogramme ou deux de chlorure de chaux, ou plus selon l'étendue de la fosse; ce chlorure jeté et mêlé dans la fosse même à une égale quantité d'acide sulfurique étendu d'eau, décompose le chlorure et fournit du chlore en assez grande quantité pour pouvoir décomposer le gaz nuisible et en neutraliser l'effet.

Mais l'hydrogène sulfuré, dont l'odeur est comparée à celle des œufs gâtés, n'est pas le seul gaz qui se forme dans les fosses d'aisance, il y a encore l'azote, autre gaz impropre à la respiration, qui se distingue du précédent en ce qu'il n'a point d'odeur désagréable.

Dans ce dernier cas, on ne peut se soustraire à l'asphyxie que par un renouvellement complet de l'air, et l'on obtient ce résultat en introduisant successivement dans la fosse des brasiers allumés. Les premiers brasiers s'éteignent ou brûlent mal, les seconds brûlent mieux et l'on continue jusqu'à ce que les matières enflammées brûlent parfaitement; on reconnaît à ce signe que l'opération est terminée.

On peut alors seulement pénétrer dans la fosse, mais il est toujours prudent de se munir d'un bridage, afin de pouvoir être retiré sans peine en cas de besoin.

Beaucoup de fosses d'aisance, surtout dans les grands centres de population, répandent une mauvaise odeur qu'il est facile de détruire en tenant, sur un point quelconque des fosses, un vase renfermant du chlorure de chaux sec ou liquide, ou en les désinfectant de la manière suivante : On fait dissoudre 500 grammes de sulfate de zinc dans 20 litres d'eau et l'on jette cette solution dans la fosse.

ASPHYXIE PAR LE GAZ DES FOSSES D'AISANCE.

Il faut porter immédiatement la personne au grand air, la déshabiller, la coucher sur le dos, la tête et la poitrine plus hautes que le reste du corps ; mettre avec précaution sous le nez un nouet de chlorure de chaux imbibé de vinaigre, laver légèrement les narines avec du chlorure de chaux liquide ou du chlorure de soude étendu d'eau, puis asperger la figure avec de l'eau vinaigrée froide, frictionner et mettre des sinapismes aux pieds. Quand le malade revient un peu à lui, on excite le vomissement soit en provoquant d'abord des nausées par quelques cuillerées d'huile d'olives et donnant ensuite un verre d'eau-de-vie, comme les ouvriers vidangeurs ont coutume de le faire ; soit par l'émétique, en même temps que l'on donne de l'eau de Mélisse, de Cologne.

On administre ensuite un lavement ou un purgatif.

ASPHYXIE PAR LES BOISSONS FERMENTÉES.
IVRESSE.

L'ammoniaque administrée à la dose de 8 à 10 gouttes dans un verre d'eau, l'eau froide appliquée sur la tête pour détourner la congestion cérébrale, sont les moyens le plus habituellement employés contre ce genre d'asphyxie.

On a vanté, depuis quelque temps, l'emploi du sucre à dose indéterminée comme produisant de bons effets.

Dans les cas très-graves, il faudrait, s'il y avait congestion cérébrale, avoir recours au traitement de l'apoplexie, et, dans le cas contraire, au traitement de l'asphyxie par les gaz délétères.

ASPHYXIE DES NOUVEAUX NÉS.

On place le corps de l'enfant sur le côté, la tête un peu élevée et la face découverte; on enveloppe le reste du corps dans un lange de laine; on s'assure de la liberté de la bouche et des narines; on insuffle ensuite de l'air dans les poumons à l'aide d'un petit soufflet auquel est adapté une sonde, en lui bouchant les narines, mais ici les plus grandes précautions sont nécessaires; on découvre ensuite l'enfant, on pratique des frictions sèches sur le dos et la plante des pieds; on frictionne les autres parties du corps avec des flanelles imbibées de vin; on exerce de légères pressions sur le cordon ombilical, le ventre et la poitrine; on donne un lavement très-légèrement irritant, et enfin, si ces moyens ne suffisent pas, on met l'enfant dans un bain tiède additionné d'un peu de vin.

Le plus souvent, la respiration s'établit en laissant écouler un peu de sang avant de lier le cordon; mais si l'enfant, au lieu de présenter les caractères de l'asphyxie proprement dite, était pâle, il faudrait lier de suite le cordon et lui donner les soins indiqués plus haut, ce qui permettrait d'attendre l'arrivée du médecin que l'on doit faire venir dans cette circonstance, car l'enfant n'a point encore assez de force pour supporter les suites d'un manque d'empressement à lui donner les soins qui peuvent prolonger sa frêle existence.

ASPHYXIE PAR STRANGULATION.

PENDUS.

Il faut d'abord soutenir le corps pour qu'il ne tire pas sur la corde que l'on coupe aussitôt pour aller plus vite, sans attendre l'arrivée d'un officier public quelconque, le point important avant tout étant de sauver l'individu.

On descend le corps sans secousse et on le place sur un lit, un matelas ou de la paille, de manière que la tête et la poitrine soient plus élevées que le reste du corps, et l'on ôte ou desserre tout ce qui peut gêner la circulation.

Après l'enlèvement de la corde, si l'empreinte qu'elle laisse sur le cou est noirâtre, si la face est violette, si enfin les veines du cou sont gonflées et que l'on ne puisse pas trouver de suite un médecin, il faut mettre six à huit sang-sues derrière chaque oreille ou sur les tempes; dans ce dernier cas il faut veiller à ce que les sangsues ne s'écartent point pour se rapprocher des yeux qui seraient infailli-blement perdus par la moindre piqûre. Quand la suspension n'a duré que quelques minutes, il suffit quelquefois, pour ramener l'individu à la vie, de faire des affusions d'eau froide sur la face, d'appliquer sur le front et sur la tête des linges trempés dans de l'eau froide et de frictionner, en même temps, les extrémités inférieures avec la main seule, avec une flanelle sèche ou imbibée d'un liquide alcoolique, avec une brosse.

Dans tous les cas, il faut, dès le commencement du trai-tement, presser avec force sur le bas-ventre et la poitrine, et laisser ensuite ces parties revenir à leur position natu-relle, afin de produire avec les mains les mouvements d'une respiration régulière.

Si l'on voit que, par ce moyen, il sort, puis rentre chaque fois un peu d'air par la bouche ou les narines, ce sera un bon signe; mais si, au contraire, la respiration n'était pas sensible, il faudrait avoir recours de suite à la respiration de bouche à bouche. Pour cela, une personne applique sa bouche sur celle de l'asphyxié et souffle fortement pour tâcher de dilater la poitrine ; puis on laisse sortir l'air insufflé et on recommence avec la régularité d'une respiration forte et lente. Pendant cette opération qui demande beaucoup de soins, il faut pincer les narines de l'asphyxié, sans quoi l'air sortirait au lieu d'aller dans les poumons ; mais il serait préférable de faire pénétrer de l'air dans les poumons à l'aide d'une sonde introduite, par son extrémité arrondie, dans la gorge et adaptée par l'autre à un soufflet auquel on imprime des mouvements doux et réguliers se rapprochant le plus possible de la respiration naturelle ; le but de cette dernière manière d'opérer est d'introduire un air plus pur que celui que nous rejetons après une forte inspiration.

Pendant que l'on provoque ainsi la respiration, il faut toujours continuer les frictions comme je l'ai indiqué plus haut.

Dès que le malade a repris connaissance et qu'il peut avaler, on lui fait prendre, par petites quantités, de l'eau tiède additionnée d'un peu de vin, d'eau de mélisse ou d'eau-de-vie.

ASPHYXIE PAR SUBMERSION.

NOYÉS.

Quand un noyé vient d'être retiré de l'eau, on le déshabille promptement, ou mieux on coupe ses habits pour avoir plus tôt fait ; on l'enveloppe dans des linges secs et chauds, si cela est possible, ou dans des couvertures de laine, ou enfin on le recouvre des vêtements des témoins de l'accident.

On le laisse sur la berge, si la température le permet ; dans le cas contraire, on le transporte dans une habitation voisine, et on le met dans un lit convenablement chauffé. Si, au contraire, l'habitation est très-éloignée, il vaut mieux donner les premiers soins sur place, jusqu'à ce que le noyé ait repris connaissance.

On couche le noyé sur le dos, un peu tourné sur le côté droit ; on incline un peu la tête pour laisser écouler les mucosités, ou on en débarrasse le nez, la bouche et les oreilles en les arrachant avec un linge ; mais il faut bien se garder de mettre en usage la coutume populaire et barbare de pendre le noyé par les pieds.

On fait respirer des odeurs fortes, on réchauffe lentement et progressivement (surtout si le noyé est resté dans l'eau glacée), en promenant sur toutes les parties du corps des briques chauffées, des fers à repasser chauds et enveloppés dans des torchons, des sachets remplis de cendres chaudes, en pratiquant des frictions soit avec la main, de la flanelle sèche ou imbibée de liqueurs alcooliques ou éthérées ; on exerce encore avec méthode des compressions alternativement sur la poitrine et le bas-ventre, afin de rétablir la respiration. Si ce moyen échoue, on a recours à la respiration de bouche à bouche ou à l'aide d'une sonde, comme je l'ai indiqué à l'article précédent.

La fumée de tabac introduite dans l'anus, le lavement de tabac et de sel, la flagellation, l'action de brûler même une partie du corps ont été mis en usage avec succès ; mais il ne faut cependant avoir recours aux lavements et aux fumigations de tabac que faute d'autres moyens, car cette manière d'agir n'est pas sans danger.

Si, à la suite de ces soins, le noyé donne quelques signes de vie, on continue les frictions et l'emploi de la chaleur. S'il fait des efforts pour respirer, il faut éviter de contrarier les mouvements de la poitrine et du bas-ventre. Si, pendant les efforts qu'il fait pour respirer, on s'aperçoit qu'il a des envies de vomir, on provoque le vomissement en chatouillant le fond de la bouche avec les doigts ou les barbes d'une plume.

On ne doit pas donner de boissons excitantes à moins que le noyé n'ait repris ses sens et qu'il ne puisse facilement avaler ; enfin, quand il est revenu à la vie, on le laisse reposer quelques heures. Si la face se colore fortement pendant le sommeil, et qu'en réveillant le noyé il retombe aussitôt dans un état de somnolence, il faut de suite aller chercher un médecin pour pratiquer la saignée.

Mais quand il n'y a pas de médecin à proximité de la localité où l'on réside, il faut appliquer promptement des sinapismes entre les épaules, à l'intérieur des cuisses et aux mollets, et poser en même temps sans crainte, derrière chaque oreille, quelques sangsues dont on surveillera la force de succion, car l'écoulement trop prolongé du sang pourrait produire un effet opposé à celui que l'on voudrait obtenir.

Il ne faut pas se lasser d'administrer des secours à un noyé, car les auteurs s'accordent tous à dire qu'on a vu des noyés revenir à la vie après être restés un quart d'heure, une demi-heure et même quelques heures sous l'eau, et sept ou huit heures après avoir été retirés.

BLESSÉS.

J'ai cru inutile d'indiquer les soins que réclame le transport de ceux qui sont dangereusement blessés, car je suis persuadé qu'il n'y a personne qui ne sache toutes les précautions que l'on doit avoir en cette circonstance.

CONTUSION.

On appelle contusion une lésion produite par un corps quelconque dans les tissus vivants, sans solution de continuité de la peau, c'est-à-dire sans déchirure même de l'épiderme ou peau. A la suite d'une contusion, il y a toujours un gonflement produit par un épanchement du sang.

Il faut empêcher ce gonflement de s'accroître, par le repos d'abord, puis par l'emploi de compresses, souvent renouvelées, imbibées d'eau froide, d'eau blanche, d'eau vinaigrée à laquelle on ajoute un peu de sel.

L'eau-de-vie camphrée, l'eau vulnéraire sont aussi très-efficaces, quoiqu'elles aient une action toute différente.

Dès qu'il se manifeste de la chaleur dans la partie douloureuse, il faut cesser l'emploi des moyens précédents et avoir recours aux émollients, tels que cataplasmes de farine de lin, fomentations de guimauve.

COUPURE.

Dès que le sang est arrêté par l'emploi de l'amadou, de la colophane ou du perchlorure de fer étendu d'eau, on rapproche les bords de la plaie après l'avoir bien essuyée à l'aide de bandelettes de sparadrap ramollies au feu pour les rendre plus collantes.

DÉBOITEMENT OU LUXATION.

On appelle luxation le déplacement de deux ou plusieurs pièces osseuses dont les surfaces articulaires ont perdu en tout ou en partie leurs rapports naturels, par l'effet d'une violence extérieure.

Eviter de faire exécuter au membre malade aucun mouvement brusque et étendu ; se contenter de placer et de soutenir ce membre dans la position qui occasionne le moins de douleur au blessé, mettre des compresses d'eau blanche pour retarder l'inflammation et attendre l'arrivée du médecin.

ENTORSE OU FOULURE.

L'entorse est toujours due à l'action d'une cause qui tend à faire exécuter à l'articulation un mouvement forcé ou un mouvement auquel ne se prête pas la disposition des parties, elle est accompagnée de douleurs vives, de gonflement.

L'eau froide pure ou avec addition d'un peu d'extrait de saturne, employée aussitôt après l'accident, s'oppose souvent au développement de l'inflammation ; mais il faut continuer, pendant plusieurs heures, et renouveler l'eau à mesure qu'elle s'échauffe. Si la partie ne peut être mise dans l'eau, on l'enveloppe de compresses imbibées d'eau, que l'on entretiendra fraîches, au moyen d'un arrosement continuel.

Le massage que l'on peut aussi appliquer à la contusion produit de bons effets.

On donne le nom de massage à l'action de presser, de pétrir, pour ainsi dire, avec les mains, les parties musculaires du corps, et d'exercer des tiraillements sur les articulations afin de leur donner de la souplesse.

HÉMOPTYSIE ACCIDENTELLE

(SUITE DE BLESSURES). — CRACHEMENT DE SANG.

Placer le blessé sur le dos ou sur le côté correspondant à la blessure, la tête et la poitrine élevées, doucement soutenues ; lui faire prendre de l'eau froide ou même glacée, et par petites doses fréquemment répétées ; sinapismes aux pieds, repos le plus complet, silence absolu. Le reste du traitement regarde le médecin.

HÉMORRHAGIE EXTERNE

(SUITE DE BLESSURES).

L'hémorrhagie peut provenir d'une artère, alors le sang est d'un rouge vermeil et sort par jets saccadés comme les battements du cœur ; ou elle peut provenir d'une veine, alors le sang est noirâtre et ne sort point par jets saccadés.

Dans le premier cas, puisque le sang vient du cœur, il faut exercer une pression au-dessus de la coupure, c'est-à-dire entre le cœur et la partie de la coupure la plus rapprochée de cet organe ; dans le second, au contraire, le sang revenant des différentes parties du corps au cœur, il faut comprimer la veine plus bas que la coupure, c'est-à-dire entre le cœur et la partie de la coupure la plus éloignée de cet organe.

Dans tous les cas et particulièrement lorsqu'il y a hémorrhagie artérielle qui peut causer la mort de l'individu, il faut le repos le plus complet, chercher à arrêter le sang d'abord en comprimant la partie avec les doigts, puis en appliquant sur la plaie, soit des morceaux d'amadou, soit des gâteaux de charpie que l'on soutient, sans trop presser, avec la main ou à l'aide de bandes enroulées.

Pendant qu'une personne s'occupe de ces soins, il faut se hâter d'aller chercher un médecin.

FRACTURE.

Il faut éviter avec plus de soin encore que dans le cas de luxation, d'imprimer au membre blessé aucun mouvement inutile, et, pendant le transport du malade, le porter ou le soutenir avec le plus grand soin. S'il s'agit du bras, de l'avant-bras ou de la main, rapprocher doucement le membre du corps et le soutenir avec une écharpe dans la position qui sera la moins pénible pour le blessé. S'il est question de la jambe ou de la cuisse, placer doucement le malade sur un brancard ou sur un lit, étendre avec précaution (en tirant, pour qu'il prenne autant que possible sa position naturelle) le membre fracturé sur un oreiller, et l'y maintenir à l'aide de deux ou trois bandes suffisamment serrées pardessus l'oreiller; soutenir surtout le pied et l'empêcher de tomber d'un côté ou de l'autre. Emploi de compresses d'eau blanche ou d'eau froide en attendant le médecin.

BRULURES.

Les brûlures peuvent être plus ou moins profondes; aussi les a-t-on divisées en trois degrès.

Les brûlures du premier degré sont caractérisées par la rougeur de la peau.

Les brûlures du second degré produisent sur la peau des cloches comme le ferait un vésicatoire; elles deviennent plus douloureuses, si l'épiderme est enlevé. Ordinairement ce genre de brûlures n'est pas grave et ne laisse pas de cicatrice; une fois que l'épiderme est reconstitué, il n'y a qu'un peu de changement de couleur qui disparaît avec le temps.

Les brûlures du troisième degré qui sont les plus graves et laissent toujours des cicatrices, entament la peau et peuvent même la détruire entièrement.

Le meilleur moyen de faire cesser la douleur et d'empêcher l'inflammation de s'établir est de mettre la partie brûlée dans l'eau froide, soit en plaçant la partie dans l'eau, si cela est possible; soit en versant dessus un filet d'eau d'une manière continue; soit enfin, en recouvrant la partie brûlée de linges trempés dans l'eau froide et qu'on renouvelle toutes les fois que le retour de la douleur avertit que ce linge s'est échauffé. Il faut que l'on continue, sans relâche, l'emploi de l'eau froide, jusqu'à ce que la douleur soit passée complètement, ce qui exige quelquefois plusieurs heures. Si l'on avait le tort de ne pas continuer, la douleur augmenterait aussitôt de beaucoup. On recouvre ensuite la partie brûlée de pulpe de pommes de terre, d'une compresse trempée dans l'huile d'olives, l'eau blanche, une décoction de guimauve. On peut encore panser la plaie avec le coton cardé recouvert du liniment oléo-calcaire qui est un mélange d'eau de chaux et d'huile d'amandes douces.

Dans la brûlure au second degré, il faut éviter d'arracher l'épiderme, parce que la peau mise à nu deviendrait le siège de douleurs plus violentes. On perce avec une aiguille les cloches en plusieurs points pour que l'eau sorte et on calme la douleur avec de l'eau froide.

Dès que le liquide des cloches s'est écoulé par les piqûres

et que la douleur est complètement éteinte, on panse ces brûlures avec des feuilles de laurier - cerise pilées, du cérat, du beurre frais étendu sur du papier brouillard, le liniment oléo-calcaire ou les autres substances employées pour les brûlures du premier degré.

Lorsque la brûlure est grave, celle du troisième degré par exemple, ou même lorsque dans le cas de brûlure ordinaire il y a un peu de fièvre, il faut appeler un médecin; mais en attendant on peut avoir recours aux moyens précédemment indiqués et prévenir, particulièrement l'été, la putréfaction par l'emploi du charbon en poudre que l'on mélange, en petite quantité, avec du cérat ou tout autre corps gras.

CHARBON.

Les progrès rapides de cette affection terrible connue de tout le monde, réclament des soins sérieux et instantanés.

Je n'indiquerai ici comme premier remède, en attendant le médecin, que la cautérisation avec le fer rouge qui doit être faite sur toute la partie malade et rendue insensible par un engourdissement local, jusqu'à ce qu'on sente vivement la brûlure.

On tâche de réchauffer le malade avec des bouteilles d'eau chaude et de bonnes couvertures, en même temps qu'on lui donne des boissons aromatiques très-chaudes.

CONVULSION DES ENFANTS.

Dans ce cas quelquefois grave, la présence du médecin est toujours nécessaire, mais on peut en l'attendant avoir recours à l'emploi des compresses d'eau froide sur la tête, aux sinapismes légers aux pieds, au sirop d'éther, aux purgatifs et aux vermifuges, et enfin quelquefois aux vomitifs lorsque ces convulsions sont causées par une surabondance d'aliments dans l'estomac.

ÉPILEPSIE OU MAL CADUC.

HYSTÉRIE OU VAPEURS.

Je ne parlerai de l'épilepsie et de l'hystérie que pour donner quelques avis qui puissent permettre de soigner convenablement les personnes atteintes de l'une de ces affections qui, quoique généralement sans danger, exigent, pour en prévenir le retour, la connaissance des causes qui les ont produites.

L'épilepsie peut exister chez l'homme et chez la femme, tandis que l'hystérie est une maladie particulière au sexe féminin; l'hystérie diffère principalement de l'épilepsie par l'absence des mouvements convulsifs de la face et de la salive écumeuse.

Pendant l'accès, ceux qui sont près du malade doivent le coucher sur un lit autour duquel on puisse circuler facilement, retirer les vêtements qui gêneraient la respiration et la circulation, donner de l'air à l'appartement et faire le moins de bruit possible.

On doit de plus prendre garde que le malade ne se blesse en se frappant pendant les mouvements convulsifs; à cet effet on l'entoure d'oreillers ou de coussins, on fait en sorte de lui glisser un peu de linge entre les dents pour l'empêcher de se mordre la langue et avoir la facilité de lui faire prendre, pour calmer les spasmes, un peu de sirop d'éther, quelques gouttes d'éther sur un morceau de sucre ou dans un peu d'eau froide.

Il faut bien se garder de s'opposer ou de résister aux différents mouvements que voudrait faire le malade, car, non-seulement cela ne sert qu'à prolonger l'accès, mais à lui faire encore éprouver une fatigue beaucoup plus longue et beaucoup plus longtemps continuée, quand il est revenu à lui-même.

On se trouvera bien de faire de légères aspersions d'eau froide sur la face, ou de placer sous le nez du vinaigre très-fort.

PIÈCES DE MONNAIE AVALÉES.

On peut attendre sans danger, pour celles d'or ou d'argent, qu'elles soient expulsées par la défécation ordinaire.

Quant aux pièces de cuivre qui sont susceptibles de donner naissance, dans l'estomac, à des sels vénéneux, on hâtera avec avantage leur expulsion à l'aide des purgatifs et en particulier de la magnésie.

MATIÈRES PUTRÉFIÉES OU ALTÉRÉES.

Administrer des vomitifs et des purgatifs; s'il y a des convulsions, faire prendre un peu d'éther sur du sucre, des boissons acidules ; bains froids, liqueurs alcooliques, et enfin sangsues pour combattre les douleurs d'estomac trop violentes.

ACCIDENTS CAUSÉS PAR LE VERRE,
L'ÉMAIL EN POUDRE,
INTRODUITS DANS LES VOIES DIGESTIVES.

Administrer au malade des aliments enveloppants, tels que de la panade ou d'autres substances féculentes qui, par leur consistance, puissent soustraire l'estomac au contact immédiat du verre ou de l'émail ; puis avoir recours à l'émétique pour débarrasser l'estomac et enfin faire prendre un peu de lait ou d'autres boissons émollientes.

SAIGNEMENT DE NEZ.

Quoique les saignements soient le plus souvent sans gravité, il est quelquefois nécessaire de les arrêter, parce qu'ils affaibliraient trop l'individu.

On place la personne dans un lieu frais, la tête élevée, on lui fait respirer par les narines de l'eau froide dans laquelle on ajoute un peu de vinaigre. On met sur le front des compresses trempées dans l'eau froide, le vinaigre, l'éther, ou même de la glace; on fera tremper les mains dans l'eau froide, on placera dans le dos un corps froid ou une compresse imbibée d'eau froide; si le cas paraît grave, on peut mettre des sinapismes aux mains ou aux pieds. On peut aussi élever verticalement, pendant quelques minutes, le bras du côté où a lieu l'écoulement, pendant qu'on tient les narines bouchées, ou bien encore croiser les bras en arrière; en agissant ainsi ou en tenant les bras en l'air, on diminue l'afflux du sang dans la tête par la contraction des muscles du cou.

Il est des cas où ces moyens étant insuffisants, il faut avoir recours au tamponnement ou à l'injection d'une solution astringente, opérations que l'on ne doit faire que d'après l'avis du médecin.

SYNCOPE OU ÉVANOUISSEMENT.

La syncope n'étant qu'une suspension subite et momentanée de l'action du cœur, qui a pour résultat de ne plus permettre au sang d'arriver au cerveau, le meilleur moyen de rappeler à la vie les individus ainsi attaqués est le coucher horizontal.

On étend donc la personne par terre, la tête un peu plus basse même que le corps, on lui élève les bras pour que le sang arrive en plus grande quantité au cerveau, on emploie des excitants extérieurs de la peau et des sens, tels que l'exposition au grand air, les frictions, l'aspersion d'eau froide vinaigrée, en même temps qu'on place sous le nez des liquides excitants, l'éther, le vinaigre très-fort, l'eau de Cologne, etc.

Si la syncope se prolongeait, on ferait des frictions nonseulement excitantes, mais même irritantes sur les tempes et la poitrine.

Dès que l'état de la personne est moins grave, il ne faut pas la tourmenter par des soins inopportuns, mais attendre que la connaissance soit complètement revenue pour lui faire prendre par petites parties, souvent répétées, un liquide spiritueux qui excite la circulation.

MORSURES DES VIPÈRES ET DES SERPENTS VENIMEUX.

Dès que l'on croit avoir été mordu par une vipère ou un serpent, il faut se hâter de comprimer la plaie en tous sens et de la laver avec de l'alcali étendu d'eau pour faciliter la sortie du sang; dans le cas où la morsure a eu lieu sur un membre, on rendra cette opération beaucoup plus facile en serrant modérément au-dessus de la blessure pour empêcher la circulation du sang, qui, si on n'agissait pas ainsi, servirait de véhicule au venin et causerait des accidents si prompts et si graves que l'on ne pourrait s'en rendre maitre ; on cautérise ensuite avec une pointe de fer rougie au feu ou les caustiques ordinaires.

Quelques auteurs, trouvant trop long le temps que l'on emploie à faire rougir le fer, ont conseillé de sucer la plaie, se basant sur ce fait d'une vérité incontestable que le venin des vipères ou des serpents peut être avalé sans danger.

A mon avis, non-seulement ce moyen répugnerait à bien des personnes, mais il ne serait pas non plus sans danger dans quelques circonstances, car il ne faudrait qu'une simple écorchure à la lèvre pour que le venin soit absorbé.

Quand la cautérisation est terminée, on met sur la blessure une compresse trempée dans un mélange de deux parties d'huile d'olives et d'une partie d'alcali volatil.

On fera boire ensuite des boissons sudorifiques, stimulantes, de l'eau sucrée dans laquelle on aura versé un peu d'eau-de-vie et quelques gouttes d'alcali.

Le reste du traitement regarde le médecin.

LIQUIDE CONTRE LES PIQURES DES VIPÈRES.

M. Léon Soubeiran a fait connaître la préparation d'un liquide préservatif contre les piqûres.

Ce liquide peut remplacer, avec avantage, l'alcali volatil dont les chasseurs et cultivateurs font un si fréquent usage contre la piqûre des vipères ; il peut être mis sans inconvénient entre les mains de tout le monde; il est composé d'une solution d'iode (125 centigrammes) et d'iodure de potassium (4 grammes) dans 50 grammes d'eau.

Pour favoriser son introduction dans la plaie, M. le docteur Viaud-Grandmarais a imaginé un petit flacon à l'émeri, dont le bouchon long et conique inférieurement, plonge dans le liquide.

Au moyen de ce bouchon, on peut faire pénétrer la substance médicamenteuse par gouttes jusqu'au fond des plaies agrandies.

Le petit appareil est d'une dimension telle qu'il est très-facile à emporter et remplace avec avantage le flacon d'alcali volatil dont se munissent presque tous les chasseurs.

Il est probable que le liquide proposé par M. Soubeiran, pourrait servir contre les piqûres des guêpes, etc.

PIQURES D'ABEILLES, GUÊPES, etc.

Lorsqu'on a été piqué par un de ces insectes, il faut examiner la plaie pour voir si l'aiguillon n'y est pas resté. Dans ce cas, il faut bien se garder de l'arracher avec les doigts, parce que la pression ferait entrer le venin dans la chair ; on se sert à cet effet d'une épingle, d'une aiguille très-aiguë.

On peut se servir de la solution indiquée à l'article morsure de vipères ; frictionner la place avec quelques gouttes d'ammoniaque liquide dans deux cuillerées d'eau de Cologne; ou tout simplement mouiller la place enflée avec de l'eau pure ou mieux de l'eau salée ou vinaigrée en compresses.

La guérison de ces piqûres est ordinairement très-rapide; mais il peut arriver que l'enflure, accompagnée de douleur violente, s'étende au point d'amener du danger. Dans ce cas ainsi que dans le suivant, il serait prudent de faire venir un médecin.

Si les symptômes sont alarmants, si la chaleur est grande, si l'insecte a pu sucer des plantes vénéneuses, des cadavres putréfiés, des animaux morts du charbon, si enfin la pustule maligne est à craindre, il faut, sans retard, avoir immédiatement recours à la cautérisation avec le fer rouge et administrer des boissons calmantes, sudorifiques.

REMÈDE CONTRE LE HOQUET.

Si ce mal n'est que passager, la peur, de l'eau très-froide bue à grande gorgée, le coucher horizontal sur une surface dure et unie, ou mieux encore quelques gouttes d'éther sur du sucre, sont les meilleurs moyens à employer pour combattre ce mal agaçant.

Mais quelquefois le hoquet est une véritable maladie, et tous les moyens ordinaires ne serviraient qu'à tourmenter le patient.

Le moyen suivant, dû à M. le professeur Rostan, guérit instantanément: on comprime vigoureusement le creux de l'estomac avec un tampon de linge que l'on maintient en place à l'aide d'une bande faisant office de ceinture; dans le cas où le hoquet recommencerait après avoir ôté ce bandage improvisé, il faudrait s'habituer à le garder.

TRAITEMENT DES BRULURES

PROVENANT DES ALLUMETTES CHIMIQUES.

Un des inconvénients des allumettes phosphoriques, ce sont les brûlures fréquentes qu'elles produisent, et qui sont d'autant plus graves et plus difficiles à guérir qu'il se forme dans ce cas, par la combustion du phosphore, de l'acide phosphorique. Ce dernier est un véritable caustique qui pénètre dans la plaie et l'irrite. Il faut donc laver d'abord, et parfaitement, à l'eau fraîche dans laquelle il serait utile de mettre un peu de sel, de cendres de bois ou même de l'ammoniaque, puis on emploie une solution étendue d'eau de Javelle ou du chlorure de chaux délayé dans l'eau.

Ce moyen a été utilisé au laboratoire de chimie de Stuttgard avec succès et mérite d'être vulgarisé.

RAGE.

INSTRUCTION DU CONSEIL D'HYGIÈNE PUBLIQUE ET DE SALUBRITÉ

DU DÉPARTEMENT DE LA SEINE, SUR LES SOINS A DONNER

AUX PERSONNES MORDUES PAR LES CHIENS ENRAGÉS.

« Le seul moyen certain de prévenir les funestes effets des morsures d'un animal enragé, est d'appliquer le *fer rouge* sur ces morsures.

L'expérience prouve que cette application est d'autant plus efficace qu'elle suit de plus près l'accident.

D'ailleurs, elle est d'autant moins douloureuse que le fer est plus fortement chauffé.

En conséquence, lorsqu'une personne a été mordue par un chien enragé ou supposé tel, il convient d'appliquer tout de suite et profondément sur les blessures un morceau de fer chauffé à blanc. (Un fer à plisser, un bout de tringle, le manche d'une pelle, un fragment quelconque de fer de forme étroite et allongée, peuvent être employés partout et instantanément à cet usage).

En attendant que le fer soit chauffé, on aura soin d'*exprimer* les blessures, afin d'en faire sortir la bave ou le sang qui les imprègne. On pourra même laver ces blessures avec de l'alcali volatil étendu d'eau, de l'eau de savon, de l'eau de chaux, de l'eau salée, et, à défaut de ces liquides, avec de l'eau pure.

Dès que le fer sera prêt, on se hâtera d'essuyer les plaies et de les brûler profondément.

L'emploi du fer rougi à blanc n'est pas seulement plus sûr que celui des divers caustiques solides ou liquides, quels qu'ils soient, il cause aussi moins de douleur. On ne devra donc pas hésiter à y recourir de préférence à tout autre moyen.

On ne saurait trop rappeler au public le danger des prétendus spécifiques que vendent et distribuent les charlatans. On ne connaît jusqu'à ce jour, nous le répétons, de préservatif certain contre la rage que la cautérisation pratiquée comme il vient d'être dit.

Il est bon de faire observer que toutes les fois que l'application du fer rouge pourra être faite par un homme de l'art, il y aura avantage pour le blessé ; dans tous les cas, il sera nécessaire d'appeler un médecin, même après l'emploi des moyens précités, attendu qu'il pourra seul bien apprécier la profondeur des blessures et l'effet de la cautérisation qui resterait sans efficacité si elle avait été faite incomplètement. »

On pourrait aussi après avoir exprimé la plaie que l'on aurait eu la précaution d'agrandir si elle était étroite et profonde, enlever le virus avec une ventouse, comme on peut toujours en improviser avec un verre que l'on renverse brusquement sur la plaie, après y avoir allumé un peu d'alcool, de coton imprégné de ce liquide ou même du papier.

En agissant ainsi, la partie de la peau sur laquelle on applique le verre étant soustraite à la pression de l'air, les tissus rougissent et se gonflent par l'afflux du sang qui entraîne le virus avec lui. Lorsque l'on veut enlever la ventouse, il faut avoir soin de déprimer la peau avec le doigt sur un point quelconque de la circonférence du vase, pour donner accès à l'air.

On rassure le moral du blessé, puis on le fait transpirer abondamment, et on le soumet, sinon à une diète absolue, du moins à un régime purement végétal. Le médecin qu'on a dû faire appeler dès le commencement, peut d'ailleurs prescrire le traitement nécessaire.

Sept ou huit heures après la cautérisation, on recouvre la plaie d'un large vésicatoire et on entretient la suppuration.

MESURES DE PRÉCAUTION CONTRE LE CHOLÉRA.

(Extrait d'un article du Moniteur).

Maintenir sur soi et autour de soi une propreté scrupuleuse, propreté dans les vêtements, propreté dans les maisons et leurs dépendances, latrines, étables, écuries, cours, rues, ruelles, etc.; balayages et lavages fréquents; soins, dans les campagnes, de relever les fumiers, d'éloigner ou mieux d'enfuir les immondices de toute sorte, de faire écouler les eaux, les eaux ménagères spécialement, et de combler les trous où elles croupissent et se corrompent en tant d'endroits; nettoyer et gratter les murs; les blanchir à la chaux.

Joignez à cela le soin constant d'aérer largement l'habitation et d'en renouveler l'air par l'ouverture fréquente des fenêtres quand le temps le permet, par du feu entretenu dans les cheminées quand la saison le commande.

Vêtements chauds, en laine de préférence, comme abritant plus efficacement contre les variations de température, toujours plus ou moins à craindre.

6

Régime ordinaire : On entend par là que chacun doit continuer sa nourriture habituelle, pour peu qu'elle soit convenable, en cherchant à l'améliorer s'il y a lieu, et en évitant tout excès.

Ce qu'il faut éviter par-dessus tout, c'est l'abus des liqueurs fortes, de la mauvaise eau-de-vie et très-spécialement de l'absinthe, abus si fâcheusement répandu aujourd'hui.

Autant est utile et recommandable aux repas une quantité raisonnable et modérée de vin ou de toute autre boisson fermentée, selon le pays où l'on se trouve, autant l'excès est dangereux et doit être évité.

Une excellente précaution consiste à prendre le matin, avant de sortir, particulièrement quand la température est froide, humide ou chargée de brouillards, une infusion chaude et aromatique, comme de la camomille, du tilleul, un thé léger, ou mieux encore un peu de café à l'eau. Le dernier moyen, préconisé surtout par nos médecins militaires, a rendu les plus grands services en Algérie et en Crimée, et il en rend tous les jours aux douaniers qui gardent nos côtes ; on ne saurait trop le recommander.

C'est une grande erreur de croire que le choléra se manifeste à l'improviste. Ce qu'il y a de vrai, au contraire, c'est qu'il avertit en quelque façon de son arrivée, un jour, deux jours, huit jours même à l'avance.

L'avertissement consiste, en général, en un dérangement de corps plus ou moins prononcé, avec ou sans coliques, en une diarrhée glaireuse ou séreuse, accompagnée ou non de malaise et de dégoût, avec pâleur de la langue.

Il convient de prendre garde à cette diarrhée, qui ne manque pour ainsi dire jamais, et qu'on a appelée prémonitoire à cause de sa signification. Abandonnée à elle-même, elle aboutira souvent au choléra ; traitée promptement et arrêtée, elle coupera court au mal, et il sera, dans le plus grand nombre des cas, enrayé dans son développement. Les observations les plus précises ont été faites à ce sujet, tant en France qu'à l'étranger, en Angleterre notamment, où l'on en a fait un système général de préservation.

Les moyens à mettre en usage pour ce but sont fort simples :

Cesser de manger, se reposer, se coucher, prendre des boissons chaudes et légèrement aromatiques, du tilleul, par exemple, ou du thé; chercher à transpirer, au besoin, employer des lavements de décoction de têtes de pavots, boire de l'eau de riz, etc.

Si, malgré ces moyens, la maladie se déclarait, s'il survenait des crampes, des vomissements, du froid, il faudrait se hâter d'appeler un médecin, ayant soin, en attendant, de tenir le malade au lit, de le frictionner et de le réchauffer, le refroidissement étant toujours un des symptômes les plus fâcheux, celui qu'il importe le plus de prévenir et de combattre.

Moyennant ces précautions et un certain calme de l'esprit, on a les plus grandes chances dans l'état actuel de salubrité, de propreté et de bien-être relatif de nos populations, d'être préservé de l'épidémie, et, en cas d'atteinte, d'en arrêter les effets.

CINQUIÈME PARTIE.

EMPOISONNEMENTS.

Le mot empoisonnement signifie, en ne lui attribuant aucune action volontaire, l'ensemble des effets produits par une substance dangereuse solide, liquide ou gazeuse introduite dans l'économie, soit par les voies ordinaires, soit par l'application sur la peau dénudée.

Quoique les substances gazeuses soient comprises dans la définition que je viens de donner de l'empoisonnement, je n'ai pas classé, parmi les empoisonnements proprement dits, les cas d'asphyxie par certains gaz, parce que le public, pour qui j'ai fait ce manuel, est habitué à donner à ces sortes d'accidents plutôt le nom qu'ils portent généralement et que j'ai conservé dans le chapitre précédent, que celui d'empoisonnement.

En commençant cet article, j'avais l'intention de m'étendre beaucoup plus que je ne l'ai fait, c'est-à-dire que je voulais faire connaître la nomenclature de tous les poisons et indiquer, comme pour les substances dangereuses dont les noms figurent dans ce manuel, les premiers soins à donner; mais comme les gens qui ont de funestes ou méchantes intentions, ne connaissent déjà que trop les substances toxiques les plus ordinaires, j'ai cru devoir m'abstenir et me renfermer dans le cadre malheureusement déjà trop grand des poisons qui, jusqu'à présent, ont favorisé le suicide ou servi à la perpétration de crimes odieux.

CONDITIONS GÉNÉRALES.

Le traitement d'un empoisonnement peut être divisé en quatre périodes distinctes :

1° Expulsion du poison par les voies naturelles ;

2° Administration de l'antidote ou contre-poison ;

3° Expulsion du poison absorbé par l'administration de médicaments qui puissent provoquer la sécrétion de l'urine et la sueur ;

4° Le traitement de la maladie produite, à l'aide d'une médication appropriée à chaque cas.

Les deux dernières divisions exigeant, pour l'appréciation des effets produits et de la médication à suivre, des connaissances spéciales que le médecin seul peut avoir, je ne m'occuperai donc que des deux premières.

EXPULSION DU POISON PAR LES VOIES NATURELLES.

Pour faire évacuer le poison, on a le plus souvent recours à l'émétique : on donne 5 centigrammes d'émétique dissous dans un demi-verre d'eau ; on répète cette dose trois ou quatre fois à quelques minutes d'intervalle, on fait boire beaucoup d'eau tiède, et il est souvent à propos de favoriser le vomissement en chatouillant le fond de la gorge à l'aide des barbes d'une plume.

Si l'empoisonnement remonte à quelques heures, ou si l'on suppose que le poison ayant été pris sous forme de lavements, se trouve dans les gros intestins, il faut avoir recours à un éméto-cathartique, c'est-à-dire à un mélange vomitif et purgatif préparé avec émétique, 20 centigrammes et 60 grammes de sulfate de soude ou de magnésie (sel de Sedlitz), dissous dans un peu d'eau que l'on administre rapidement par verrées ; ou bien encore administrer un lavement préparé avec 50 grammes de sulfate de soude, dissous dans un demi-litre d'eau.

On a conseillé encore assez souvent, dans les empoisonnements par les substances végétales dangereuses, d'administrer une solution de 50 grammes de sel ordinaire par litre d'eau.

De l'empressement que l'on mettra à donner les premiers secours dépendront les chances de réussite, car la plus grande partie du poison étant évacuée par les vomitifs et les purgatifs, il ne restera plus qu'à administrer promptement le contre-poison qui, neutralisant ou paralysant l'action délétère de la substance dangereuse, l'empêchera de provoquer de nouveau les accidents en partie arrêtés.

ADMINISTRATION DE L'ANTIDOTE OU CONTRE-POISON.

Le contre-poison, comme le mot l'indique, est la substance qui neutralise rapidement le poison en le transformant en une substance inerte ou peu active ; mais pour que cette substance mérite réellement ce nom, il faut qu'elle puisse être administrée sans inconvénient à dose beaucoup plus forte que celle chimiquement nécessaire pour produire la neutralisation.

Comme il y a des contre-poisons qui, n'étant pas d'une complète efficacité, forment des combinaisons peu solubles il est vrai, mais qui pourraient être dissoutes avec le temps, il est nécessaire pour ne pas voir se renouveler les accidents, d'avoir recours encore aux vomitifs et aux purgatifs après l'administration du contre-poison.

Dans tous les cas d'empoisonnement, on doit, après les premiers soins et l'administration du contre-poison, ranimer la circulation à l'aide de boules d'eau tiède, de frictions sèches, de couvertures chaudes, de sinapismes promenés sur divers points ; enfin on facilite la respiration par des pressions alternatives sur les parois de l'estomac, et par des insufflations d'air faites avec précaution.

J'indique dans ce chapitre les contre-poisons propres à s'opposer aux effets consécutifs de chaque poison en particulier ; mais comme le plus souvent il arrive que l'on ignore quelle est la nature du poison qui a pu déterminer les accidents que l'on veut combattre, il était nécessaire de trouver une substance qui pût être employée avec succès dans tous les cas.

On a proposé comme antidotes généraux plusieurs substances parmi lesquelles j'ai choisi les trois suivantes : l'eau albumineuse, la magnésie calcinée et le charbon animal.

L'eau albumineuse se prépare en délayant 4 à 6 blancs d'œufs dans un litre d'eau froide, que l'on fait ensuite un peu tiédir pour l'administrer.

Quant à la magnésie calcinée et au charbon animal, on peut employer l'une ou l'autre de ces substances, ou les mélanger et les faire prendre délayées dans un peu d'eau tiède pure ou additionnée de lait.

Acétate de cuivre, vert-de-gris. Faire vomir à l'aide d'un peu d'eau tiède ou de lait, mais si l'on n'a pas d'eau tiède ou de lait sous la main, on peut en attendant faire boire de l'eau en abondance et introduire les doigts jusqu'au fond de la gorge pour provoquer les vomissements; continuer ainsi jusqu'à ce que l'eau soit rendue telle qu'elle a été prise ; administrer ensuite comme neutralisant de l'eau albumineuse tiède pure ou coupée avec du lait, ou de la magnésie calcinée, délayée dans l'eau.

Acétate de plomb liquide, extrait de saturne. Provoquer et faciliter les vomissements à l'aide d'eau tiède.

Administrer, comme contre-poison, la limonade sulfurique, et comme purgatif, 30 grammes de sulfate de soude ou 50 grammes de sulfate de magnésie dissous dans l'eau, pour expulser par le bas ce qui n'a pu être rejeté par les vomissements. A défaut des moyens précédents, employer, après les vomissements, le lait, l'eau albumineuse, l'eau de puits.

Les peintres ou les ouvriers travaillant au broiement des couleurs, dont le plomb est la base, à la céruse, au minium, etc., doivent avoir des vêtements spéciaux pour le travail; ne manger que des aliments peu salés et en dehors des ateliers ; laver fréquemment à l'eau de savon la figure et les mains ; prendre, plusieurs fois la semaine, un bain préparé avec de l'eau de savon ; prendre pour boisson journalière un litre de limonade sulfurique, sucrée ou non, préparée avec 4 grammes d'acide sulfurique pur pour un litre d'eau.

Acide arsénieux, arsenic blanc. Faire vomir à l'aide de l'émétique 0,10 à 0,20 centigrammes dissous dans un verre d'eau ; après les vomissements gorger le malade d'un excès de magnésie calcinée, délayée dans une grande quantité d'eau tiède. La magnésie est un agent précieux qui, en raison de sa propriété laxative, détermine promptement l'expulsion du produit formé. L'hydrate de fer gélatineux, à la dose de 1 à 2 kilogrammes, délayé dans l'eau sucrée, est spécialement employé contre l'empoisonnement par l'acide arsénieux.

A défaut de magnésie ou d'hydrate de fer, on fera prendre de l'huile, de l'eau de chaux pure, du charbon en poudre, délayé dans l'eau sucrée, de l'eau albumineuse, du lait, de l'eau de puits.

Acide azotique, nitrique ou eau forte. (Coloration jaune de la bouche et des lèvres). Faire prendre de la magnésie calcinée, 30 grammes, ou à son défaut, de la magnésie ordinaire délayée dans l'eau, de l'eau de savon, des solutions étendus de bicarbonate de potasse ou de soude, du lait, de l'huile ; à défaut de ces moyens, donner de l'eau en grande quantité à laquelle on ajouterait un peu de cendres, de terre ; puis, aussitôt que l'estomac est plein, faire vomir en enfonçant les doigts dans la gorge. Dès que le danger est passé, on donne au malade des boissons émollientes.

Acide chlorhydrique, muriatique, esprit de sel. Voir acide azotique (coloration rouge de la bouche et des lèvres).

Acide cyanhydrique ou prussique et les subs-

tances qui en contiennent. Se servir de la compresse chloro-vinaigrée (nouet de chlorure de chaux imbibé de vinaigre), que l'on place sous le nez du malade, ou, à son défaut, faire respirer de l'ammoniaque; affusion d'eau froide sur la colonne vertébrale, sur la tête et particulièrement sur la nuque.

Faire boire une infusion de café; sangsues derrière les oreilles; frictions sur les tempes avec de l'ammoniaque; sinapismes aux pieds.

L'acide cyanhydrique agit si promptement qu'il faut se hâter de prodiguer des soins, plus encore que pour toute autre substance vénéneuse.

Acide oxalique ou acide de sucre, employé pour nettoyer le cuivre. Voir acide azotique.

Acide sulfurique, huile de vitriol (coloration de la bouche et des lèvres en noir). Voir acide azotique.

Aconit. Plante à fleurs en épis, ayant la forme d'un capuchon, bleues, jaunes, plus rarement roses ou blanches. Provoquer les vomissements par 0.15 à 0,20 centigrammes d'émétique, mêlés à 2 grammes d'ipécacuanha, à prendre en trois fois à un quart d'heure d'intervalle; donner des boissons acidulées, mais seulement après l'expulsion du poison, de l'eau vinaigrée (vinaigre 100, eau 900) en abondance; combattre le narcotisme (engourdissement général) par le café à l'eau, les boissons excitantes et les sinapismes, les frictions sèches ou aromatiques sur tout le corps.

Si le poison a pénétré dans l'intestin, administrer comme vomitif et purgatif un mélange de sulfate de soude effleuri (privé d'eau), 20 grammes, et émétique 0,05 centigrammes dissous dans un verre d'eau, ou bien des lavements fortement purgatifs.

Administrer, comme contre-poison, une décoction d'écorce de chêne ou de noix de galle; M. Bussy conseille la magnésie; ou mieux encore, si l'on peut, l'eau iodurée de

M. Bouchardat, préparée de la manière suivante : iodure de potassium 4 décigrammes, iode 3 décigrammes, eau 1 litre. On donne à boire par demi-verrées, puis on calme les accidents au moyen de thé ou de café.

Si le poison a été appliqué à l'extérieur, on se comportera de même à l'exception des vomissements qu'on ne provoquera pas.

Alcali volatil, ammoniaque. Beaucoup d'eau, administrer, à plusieurs reprises, de l'eau vinaigrée froide que l'on fera rendre presque aussitôt après son administration; si l'on n'avait pas de vinaigre, on pourrait le remplacer par du jus de citron ou d'orange administré de la même manière. Après les vomissements, faire prendre de l'eau albumineuse tiède, des boissons émollientes, telles que l'eau de guimauve, du lait coupé, de l'huile d'olives battue avec de l'eau. Cataplasmes émollients, et enfin sangsues si les convulsions ne cessent pas.

Allumettes chimiques. Voir phosphore.

Alun. Voir acide azotique.

Amandes amères. Voir acide cyanhydrique.

Ammoniaque. Voir alcali.

Arsenic et ses composés. Voir acide arsénieux.

Azotate ou nitrate d'argent, pierre infernale. Provoquer et faciliter les vomissements; faire boire en abondance de l'eau salée (sel 10 grammes, eau un litre). Je n'indique pas d'autres contre-poisons, car le sel ordinaire suffit pour être sûr de réussir.

Azotate ou nitrate de potasse. Voir acide azotique. Quand on s'adresse au pharmacien pour avoir du sel de nitre, on devrait toujours lui dire comment on veut employer ce sel, car il arrive souvent, et particulièrement à la campagne, que voulant avoir du sel de Sedlitz, on prononce mal, ce qui peut donner lieu à une fausse interprétation, dont les suites ne seraient pas sans danger.

Belladone. Plante dont le fruit, qui a quelque ressemblance avec les cerises noires, peut tromper les enfants. Voir aconit. L'empoisonnement par la belladone, grâce à une découverte récente, peut être combattue avec succès par la méthode italienne, c'est-à-dire par l'opium ; mais, dans ce cas, on ne doit rien faire sans l'avis du médecin.

Cette manière de s'opposer à l'action meurtrière d'une substance dangereuse par une autre qui ne l'est pas moins, peut paraître extraordinaire, mais comme l'expérience a confirmé les théories encore peu connues des savants médecins italiens, nous devons nous contenter d'admettre, comme vrai, ce que nous ne pouvons encore comprendre.

Beurre d'antimoine. Employé dans les arts et par les chasseurs pour bronzer les canons de fusils. Faire vomir comme dans le cas d'empoisonnement par les acides, donner de la magnésie délayée dans l'eau, plusieurs tasses de décoction de noix de galle, d'écorce de chêne ou de quinquina. Si les vomissements se prolongeaient, on donnerait de l'eau sucrée additionnée d'un peu de sirop diacode ou une décoction légère de tête de pavot.

Bleu liquide pour le linge, contenant de l'acide sulfurique. Voir acide azotique.

Camphre et ses préparations. Provoquer les vomissements et les favoriser à l'aide des moyens connus; insufflation d'air dans les poumons ; donner une décoction d'écorce de chêne ou de quinquina, purgatifs. Après les vomissements et les selles, on aura recours aux boissons émollientes et aux cataplasmes s'il y a encore douleur.

Cantharides et ses préparations. Provoquer les vomissements à l'aide de l'émétique ou de l'ipécacuanha, ou en chatouillant le fond de la gorge; boissons mucilagineuses en abondance; injection dans la vessie et lavements avec les mêmes liquides. Si l'ardeur de la vessie et la difficulté d'uriner persistent, frictionner la partie interne des cuisses avec de l'huile camphrée. On peut aussi administrer à l'intérieur le camphre en poudre, que l'on tient en suspension à l'aide d'un jaune d'œuf et d'eau tiède. Si les cantharides ou les préparations de cantharides ont été appliquées à l'extérieur, des frictions, des fomentations avec l'huile camphrée sur la partie douloureuse suffisent.

Carbonate de plomb, blanc de plomb, céruse. Voir acétate de plomb.

Carbonate de potasse, sel de tartre. Voir alcali volatil.

Carbonate de soude, cristaux de soude. Employé pour le lessivage du linge, voir alcali volatil.

Céruse. Voir acétate de plomb.

Chaux. L'eau gazeuse ou eau de Seltz artificielle convient très-bien comme contre-poison de la chaux ; on fait vomir quelque temps après l'administration de cette boisson.

Champignons. Faire vomir immédiatement, puis administrer un purgatif pour faire évacuer le poison passé dans les intestins. Après les vomissements, faire prendre une tasse d'infusion de feuilles d'oranger tiède, dans laquelle on aura versé quelques gouttes d'éther ; ou bien une tasse de café à l'eau ; puis frictions aromatiques.

Si les douleurs ne cessent pas, on met le malade dans un bain ; au sortir du bain, on applique des fomentations émollientes sur le ventre, en même temps que l'on donne à boire de la tisane de racines de guimauve ou de graines de lin. Les révulsifs extérieurs, c'est-à-dire les sinapismes, surtout aux pieds, sont des moyens qu'il faut continuer avec énergie tant qu'il n'y a pas de mieux sensible.

Chloroforme. Le moyen de M. Ricord consiste dans l'insufflation de bouche à bouche.

M. Escullier propose le moyen suivant : il consiste à plonger profondément deux doigts dans la gorge, jusqu'à l'entrée du larynx (organe qui forme le commencement des voies aériennes) et de l'œsophage (conduit cylindrique faisant partie du canal alimentaire), il survient immédiatement un mouvement d'expiration qui est le signal du retour à la vie. On peut se comporter, du reste, comme pour les cas d'asphyxie par les gaz délétères ; mais il faut éviter de donner des boissons avant que la respiration soit rétablie

Chlorure de mercure (bi), **sublimé corrosif.** Provoquer et favoriser les vomissements ; administrer, comme contre-poison, les substances suivantes que l'on trouve partout : l'eau albumineuse préparée avec 4 ou 6 blancs d'œufs battus avec un litre d'eau, mais cette eau ne doit pas être administrée en excès ; le lait, la magnésie, la farine délayée dans l'eau. Boissons émollientes, gargarismes émollients.

Ciguë. Voir aconit.

Coques du levant. Voir camphre et aconit.

Cuivre. Le cuivre par lui-même n'est pas dangereux, mais, combiné avec les acides de l'estomac, il causerait des accidents. Voir acétate de cuivre.

Digitale. Voir aconit.

Eau blanche. Voir acétate de plomb.

Eau de Javelle. La magnésie, administrée comme contre-poison, est préférable à l'eau vinaigrée indiquée par quelques auteurs.

Eau albumineuse tiède, lait, bains, fomentations émollientes.

Eau de savon. Voir alcali.

Eau seconde des orfèvres, mélange d'eau et d'acide intrique. Voir acide azotique.

Eau seconde des peintres, solution de potasse. Voir alcali.

Eau sédative. Faire vomir. Voir alcali.

Émétique. S'il y a vomissement, il faut le faciliter par l'administration d'une grande quantité d'eau albumineuse; si les vomissements n'ont pas lieu, il faut introduire les doigts dans le fond de la bouche. Pour les contre-poisons à administrer, voir beurre d'antimoine.

Esprit de sel. Voir acide chlorhydrique.

Éther. Voir chloroforme.

Extrait de saturne. Voir acétate de plomb.

Huile de vitriol. Voir acide sulfurique.

Iode et ses préparations. Faire prendre de la gelée ou colle d'amidon d'abord, puis de l'eau albumineuse, du lait ou des boissons émollientes.

Laudanum. Pour les généralités, voir aconit.

Après les premiers soins, l'usage, tant en boisson qu'en lavement, d'une très-forte décoction de café sera très-utile pour combattre l'assoupissement. Si, malgré tous ces soins, le malade était toujours dans un état de somnolence inquiétant, il faudrait, autant que possible, le tenir éveillé et appeler de suite un medecin qui seul peut reconnaître la nécessité d'une saignée, si le malade est comme frappé d'apoplexie.

Laurier-cerise ou laurier-amandier. Voir acide cyanhydrique.

Laurier-rose. Voir aconit.

Nitrate de potasse. Voir azotate de potasse.

Noix vomiques. Faire vomir au plus vite et administrer l'eau iodurée indiquée à l'article aconit.

Opium. Voir laudanum.

Orpin rouge des peintres, réalgar, arsenic rouge. Voir acide arsénieux.

Orpin doré des peintres, orpiment, arsenic jaune. Voir acide arsénieux.

Pavot (têtes ou capsules). Voir laudanum.

Pâte phosphorée. Voir phosphore.

Phosphore. Faire vomir à l'aide de l'émétique, 0,10 à 0,20 centigrammes, dissous dans un verre d'eau ; après les vomissements, administrer de l'eau albumineuse, tenant en suspension de la magnésie ; du lait, des boissons émollientes. L'emploi de l'huile serait nuisible.

Plomb. Voir acétate de plomb.

Potasse. Voir alcali.

Rhue. Voir aconit.

Seigle ergoté. Faire vomir ; potions éthérées, limonade au citron, eau vinaigrée ; frictions sèches et aromatiques sur les parties douloureuses.

Sel de nitre. Voir azotate de potasse.

Stramoine, pomme épineuse ou datura. Plante à fleurs en forme d'entonnoir, grandes, dont le fruit vert hérissé renferme de petites graines noires à leur maturité, jaunâtres auparavant. Voir aconit. Comme le datura porte spécialement à la tête et détermine une sorte de cécité instantanée, il faut opérer une dérivation dans la région la plus rapprochée de l'organe attaqué ; il faut mettre derrière le cou un petit vésicatoire volant, ou si l'on n'a pas de vésicatoire sous la main, il faut appliquer des sinapismes dans le dos entre les épaules.

Sulfate de cuivre ou vitriol bleu. Voir acétate de cuivre.

Sulfate de zinc. Provoquer et favoriser les vomissements, lait étendu de son volume d'eau administré en

abondance, boissons émollientes. On a proposé le bi-carbo
nate de soude comme antidote.

Tabac. Voir aconit.

Vitriol bleu, sulfate de cuivre. Voir acétate de
cuivre.

Vert-de-gris. Voir acétate de cuivre.

FIN.

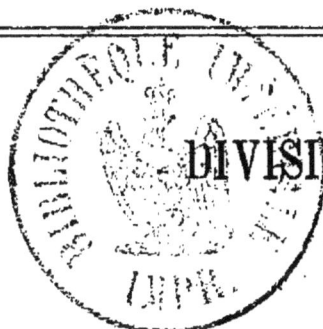

DIVISION DU MANUEL.

Montdidier. — Typ. Mérot.

183

MONTDIDIER. — TYP. MÉROT.

www.ingramcontent.com/pod-product-compliance
Lightning Source LLC
Chambersburg PA
CBHW031731210326

41519CB00050B/6215